쉽게 따라하고 바로 효과보는 통증 치료법

근육 풀러

지은이 **김혁**

경희대학교 한의과대학 졸업
40년간 한의원과 한방병원 운영
조선 침법 맥을 이은 스승에게 사사
전국 다수 한의사에게 치료법 강의
현재 한방생명공학연구회 회장

집에서 혼자도 할 수 있는 홈케어 **근육 풀러**

초판 1쇄 발행 2025년 5월 1일 발행
지은이 김혁 / **펴낸이** 박옥균
펴낸곳 리더스가이드
전화 02-323-2114
출판등록 제313-2010-201호(2010년 7월 2일)
주소 경기도 고양시 덕양구 청초로 66, 덕은 리버워크 B동 717호
isbn 979-11-89471-07-1 (13510)
이메일 readersguide@naver.com
리더스가이드 홈페이지 www.readersguide./co.kr
알지책방 smartstore.naver.com/readersguide
ⓒ 리더스가이드, 2025

쉽게 따라하고 바로 효과보는 **통증 치료법**

근육 풀러

머리말

내 몸을 치료하는 최고의 의사는 바로 나입니다!

우리 몸은 스스로 치료할 수 있는 능력을 갖추고 있습니다. 우리 몸을 가장 잘 아는 사람은 자기 자신입니다. 우리 몸에서 나오는 배설물을 보거나 아침에 일어났을 때의 몸의 상태를 보면 몸이 안 좋은 부위를 쉽게 확인할 수 있습니다. 몸의 상태를 아는 것에서 한 발짝 더 나아가기 위해서는 우리 몸에 관해 공부해야 합니다. 우리 몸은 하나의 근막(근육을 둘러싼 막)으로 되어 있습니다. 각종 근육 통증과 관련해서 꼭 기억해 둘 내용은 아픈 부위와 연결된 근육들을 함께 치료해야 한다는 점입니다.

우리 몸이 하나의 근막으로 연결된 것을 알게 되면 고통을 치료할 수 있는 큰 걸음을 내디딘 것입니다. 아픈 부위만 치료하는 방법으로 치료 안되는 통증들이 몸 전체를 하나로 바라보는 한의학의 원리를 통해서 치료가 가능해집니다. 저는 40년 이상 한의사로 진료해 왔습니다. 그동안의 경험과 최신 치료법을 공부하여, 근골격계의 통증이 있는 분들이 집에서 쉽고 편하게 다스릴 수 있는 **근육 풀러** 요법을 새로 만들어 보았습니다. 집에서 치료와 돌봄을 할 수 있는 '홈케어'라고 할 수 있습니다.

지금 목이나 어깨, 허리, 무릎, 팔꿈치, 손가락, 발가락, 발바닥 등이 아프신가요? 그렇다면 간단한 도구를 가지고 **근육 풀러**를 따라 해 보세요. 근막의 통증을 치료하는 방법으로 아주 간단하면서도 효과적인 치료법입니다. 필요한 도구는 손안에 들어오는 둥그런 모서리를 가진 딱딱한 물건이면 됩니다. 그러고는 책에 나오는 순서와 방법에 따라 잘 풀어주시면 됩니다. 때에 따라서는 두세 번 만에 통증이 반 이상 줄어들기도 합니다.

시간이 갈수록 목 허리 어깨 팔다리 등에 통증이 오는 근골격계 질환이 점차 늘어나고 있습니다. 병원에 다니며 치료를 해봐도 그때뿐이고, 잘 낫지 않거나 계속 재발이 되는 경우도 많습니다. 여러 가지 원인으로 전신의 건강 상태가 그만큼 나빠진 데다가, 끊임없이 온갖 걱정과 스트레스에 시달리며, 과음과 과식, 운동 부족 등으로 인해 근육과 뼈가 약해졌기 때문입니다.

근육 풀러는 굳어진 근육 부위를 잘 찾은 뒤 살살 풀어서 각종 통증을 치료한다는 의미입니다. 마사지나 괄사, 도수치료 등과 비슷하게 생각하기 쉬운데 매우 다릅니다. 치료하는 근육 범위, 치료 방법, 통증 등 직접 해보시면 많이 다르다는 것을 확인하실 수 있습니다. 다른 치료로 효과를 보지 못한 분들이 근육 풀러 요법으로 효과를 본 경우를 많이 확인하였습니다.

어떤 병을 치료하던 간에 아픈 사람이 스스로 치료하려고 노력하는 마음이 필요합니다. 음식이나 생활 습관, 운동 등 자신에게 필요한 활동을 하지 않고 약만 찾는 것은 건강에 좋지 않은 방법입니다. 나이가 40을 넘어서면 간단하게라도 자신의 몸을 꾸준히 풀어줄 필요가 있습니다. 그렇지 못하면, 매주 병원을 출퇴근 하듯이 다녀도 치료효과를 보지 못하고 돈과 시간만 소비할 수도 있습니다.

어떤 질병이든 치료하고 건강해지려면 '왜 나에게 이런 증상이 생겼을까?' '지금 내 몸의 상태는 어떤가?' '어떻게 하는 것이 가장 좋은 방법일까? 하고 스스로 묻고 원인을 생각해 보는 것이 필요합니다. 그러고 나서 올바른 지식과 정보를 접하는 것이 중요합니다. 근골격계 통증이라면 '풀러'는 쉽고 효과적으로 치료할 수 있는 좋은 방법입니다. 꾸준히 '풀러'하시면 건강한 몸을 되찾으실 수 있을 겁니다.

감사합니다.

김 혁

목차

1장 근육 풀러 요법   15
   1. 침 치료, 마사지와 근육 풀러 요법의 차이   16
   2. 전신의 근육은 하나   18
   3. 근육 풀러 요법의 원리   22
   4. 풀러 도구   26

2장 허리 부위 통증 치료   31
   1. 집에서도 치료 할 수 있는 허리 통증   32
   2. 배 부위 풀기   36
   3. 허리와 엉덩이, 다리 풀기   53
   4. 허리 삐었을 때의 주의 사항   69
   5. 평소 허리가 자주 아픈 만성 요통   73
   6. 허리 디스크, 협착증, 좌골신경통으로 아픈 경우   76
   7. 허리 병과 생활 습관   87
   8. 허리에 좋은 운동법   98
   9. 치료 사례   105

3장 목 부위 통증 치료   109
   1. 목 부위가 아픈 증상이 많아지는 이유   110
   2. 단계별 치료법   112

3. 일자목과 거북목　　　　　　　　　　　　　　　124
　　4. 목 통증 관련 유의 사항　　　　　　　　　　　131
　　5. 치료 사례　　　　　　　　　　　　　　　　　139

4장 어깨 부위 통증 치료　　　　　　　　　　　　143
　　1. 어깨가 잘 돌아가지 않고, 쑤시고 아플 때　　144
　　2. 단계별 치료법　　　　　　　　　　　　　　　146
　　3. 어깨 관련 질환들　　　　　　　　　　　　　156
　　4. 어깨에 좋은 운동　　　　　　　　　　　　　162
　　5. 치료 사례　　　　　　　　　　　　　　　　　163

5장 무릎 부위 통증 치료　　　　　　　　　　　　167
　　1. 갈수록 늘어가는 무릎 병　　　　　　　　　168
　　2. 단계별 치료법　　　　　　　　　　　　　　　170
　　3. 치료 사례　　　　　　　　　　　　　　　　　184

6장 팔 부위 통증 치료　　　　　　　　　　　　　191
　　1. 테니스엘보와 골프엘보　　　　　　　　　　192
　　2. 단계별 치료법　　　　　　　　　　　　　　　195
　　3. 치료 사례　　　　　　　　　　　　　　　　　202

7장 손 부위 통증 치료　　　　　　　　　　　　　205
　　1. 손목과 손가락 관절이 아플 때　　　　　　　206

2. 단계별 치료법 208

8장 발 부위 통증 치료 213
   1. 발목과 발가락 관절, 발바닥이 아플 때 214
   2. 단계별 치료법 216
   3. 발 건강 관리 227
   4. 치료 사례 230

9장 머리 통증 치료 233
   1. 머리가 아플 때 234
   2. 단계별 치료법 236
   3. 두통 관리 방법 244
   4. 치료 사례 247

맺는말 251

증상별 찾아보기

ㄱ

가슴 윗부분이 따끔 119
거북목 9, 74, 110, 118, 131, 133, 234
고관절 61, 62, 137, 138, 174
고지혈증 97, 144
고혈압 144, 164, 214, 234
골반통 49, 50, 67, 68
골프엘보 9, 192
구역질 38, 243
기억력이 줄어든다 236

ㄴ

난청 236
날개 죽지 안쪽이 아프다 117
내측상과염 192

ㄷ

다리가 붓거나 저릴 때 52
다리 저림 187
담적 15, 31
당뇨병 144, 145
두통 10, 15, 31, 109, 111, 126, 136, 143, 167, 191, 205, 213, 233, 242

뒷머리가 무거운 증상 118

ㅁ

만성 두통 234, 244
만성 요통 8, 73, 74, 75, 83
만성 위염 41
만성 편두통 236
목 디스크 15, 31, 109, 118, 132, 140, 159, 167, 191, 205, 213, 233, 243
목에 담이 들었다 122
목이 뻣뻣 114, 122, 123
무릎 관절통 67, 68
무지외반증 221

ㅂ

발목 관절염 216
복횡근 93

ㅅ

생리통 47, 48, 67
소화 불량 41
소화불량 41, 46
손가락 저림 208

ㅇ

어깨충돌증후군 145, 159, 160, 161
어깻죽지가 뻐근 111, 126
어지럼증 111, 136, 236
역류성 식도염 38, 39
요실금 47
요추 염좌 72, 83
요통 8, 22, 50, 70, 83, 85, 98
위경련 40
이명 136, 236, 247, 248, 249, 250
일자목 9, 74, 110, 136, 234

ㅈ

자다가 다리에 쥐 64
전립선비대 47, 50
전신 피로 42
족저근막염 15, 31, 109, 143, 167, 191, 205, 213, 225
좌골신경통 8, 60, 66, 76, 105
주기적(군발성) 두통 234
중풍(뇌졸중) 236

ㅊ

췌장 기능 43
치매 163, 236, 245

ㅌ

터널증후군 208
테니스엘보 9, 192, 193, 194, 202, 203, 204, 251, 252
퇴행성관절염 81, 169, 180, 181, 182, 183
퇴행성무릎관절염 180

ㅍ

팔 저림 111, 120, 121, 122, 135, 139
편두통 136, 234, 236, 242, 243, 244

ㅎ

햄스트링 62, 63, 173
허리 디스크 8, 66, 73, 90, 105, 189
현기증 136
협심증 135
협착증 66
화병 37
회전근개 파열 145, 158
흉곽출구증후군 111, 132

1장 근육 풀러 요법

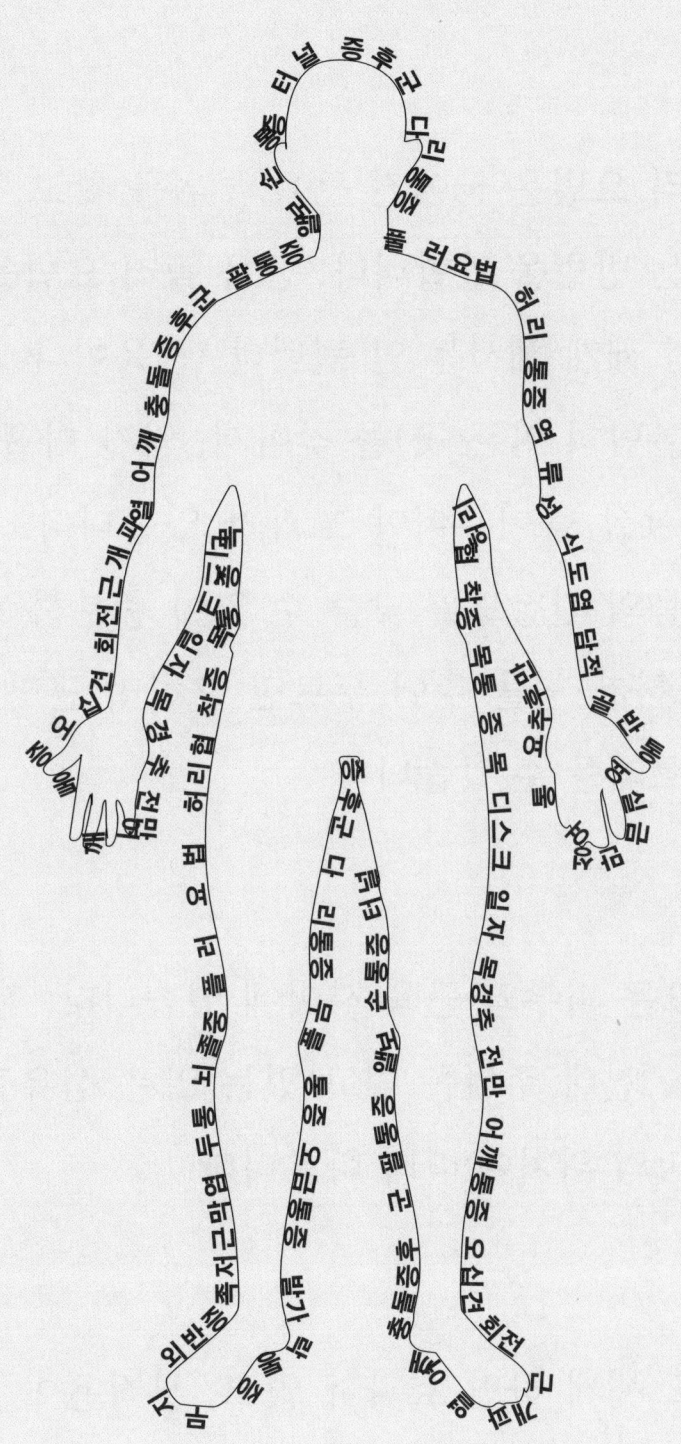

1. 침 치료, 마사지와 **근육 풀러 요법**의 차이

근육 풀러 요법은 굳어진 근육 부위를 찾고, 풀어서 각종 통증을 치료하는 방법을 말합니다. **근육 풀러 요법**을 시행할 때, 일반 마사지처럼 세게 해서는 안 됩니다. 근육이나 인대가 뭉친 곳(눌러보아서 유난히 아픈 곳)을 찾아서, 약간 아플 정도로 부드럽게 누르면서 살살 풀어주어야 효과가 있습니다. 근막은 부드러운 자극에도 몸의 긴장도를 낮출 수 있어 충분히 효과를 볼 수 있습니다. 과도하게 힘을 주어 누르면 오히려 근막이 손상되는 등의 역효과를 초래할 수 있습니다.

근막 : 모든 피부와 근육 사이에 있습니다. 전신의 근육, 신경, 혈관, 뼈, 인대 주위를 덮고 있는 얇은 섬유질 조직입니다. 두께는 근막의 위치에 따라 다릅니다.

마사지도 세게 하면 효과가 없고, 부작용이 생기기 쉽습니다. 근육과 근막이 뭉친 곳을 살살 부드럽게 풀어주어야 합니다. 한국 사람들은 워낙 세게 주물러야 시원하다고 하면서 만족해하니까, 외국에서까지 한국인들 마사지는 세게 하는 것이 관행으로 굳어지고 말았습니다. 세게 했을 때의 효과는 혈이 터지는 부작용 등이 나타날 수 있습니다.

근육 풀러 요법은 침 치료보다는 덜 정교하고, 적용 범위도 제한적인 게 사실입니다. 하지만 누구나 쉽게 배울 수 있고 안전합니다. 근막을 자극 할 수 있는 풀러 도구를 이용하여 근육과 근막을 좀 더 효과적으로 이완시킬 수 있다는 장점이 있습니다. 그리고 배에 있는 중요한 장기들까지도 효과적으로 자극하고 활성화함으로써 통증을 완화하고 질병을 예방하는 치료법입니다.

다시 말해서 침 치료보다는 덜 정교하지만, 일반 마사지보다는 훨씬 더 효과적이면서도 혼자서도 할 수 있는 치료법입니다. 책에는 집중적으로 각종 근골격계 질환을 다루고 있습니다. 각종 근육과 관절 통증으로 고생하고 계시는 분들은 치료법을 한번 따라 해 보시길 바랍니다. 부작용이 없는 치료법이니, 전문 병원이나 한의원 치료와 병행해도 좋습니다.

2. 전신의 근육은 하나

우리가 몸을 일정하게 유지하면서 다양한 동작을 하는 것은 수많은 뼈와 근육이 긴밀하게 결합하여 효율적으로 작동하기 때문입니다. 근육과 뼈를 합쳐서 근골격계라고 부르는데, 근골격계는 몸 전체의 형태를 일정하게 잡아주고, 몸을 움직이게 하는 가장 기본 구조입니다. 근육은 체중의 30~40% 정도를 차지하고 있으며, 600여 개의 근육들이 모여서 유기적으로 움직이며 다채로운 신체활동과 여러 기능들을 수행하고 있습니다.

근막은 근육을 안과 밖에서 촘촘하게 감싸고 있습니다. 근막은 광범위한 근육에 붙어서, 탄력성 있는 움직임으로 모든 구조물에 안정성을 제공하고, 전신을 지탱함으로써 자세와 균형에 중요한 역할을 합니다. 그리고 혈관과 신경도 감싸고 있으며, 정맥 순환과 림프액 순환에도 큰 역할을 합니다. 근막은 예전에는 크게 관심을 두지 않았지만, 연구가 진행되며 근막의 놀라운 작용들이 밝혀지고 있습니다.

근막은 몸 전체의 근육을 하나로 연결해서 움직이게 하는 역할을 수행하고 있습니다. 근막은 크게 몸의 앞면 근육과 뒷면 근육 그리고 옆면 근육으로 나눌 수 있습니다. 전혀 관계가 없어 보이는 엉뚱한 부위 들에서 움직임이 불편하거나 아플 때 근막과 관계가 있는 경우가 많습니다. 그림처럼 근막은 모두 연결된 옷과 같다고 생각하면 됩니다. 옷이 그렇듯이 어느 쪽을 당기면 다른 부위에도 영향을 미칩니다.

근막이라는 보디슈트

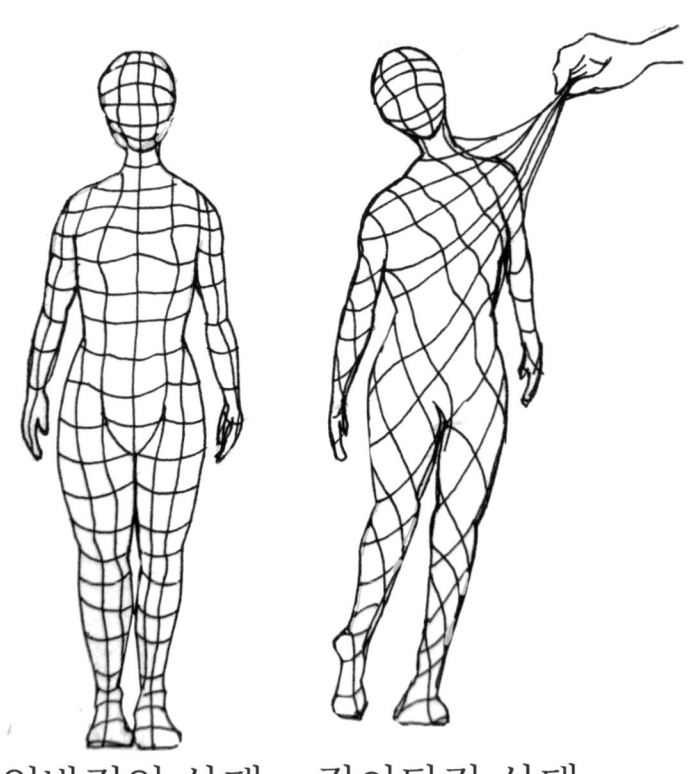

일반적인 상태   잡아당긴 상태

그림 1-1 **근막을 보여주는 개념 그림**

배의 근육이 뭉치게 되면, 등과 허리뿐만 아니라 머리나 어깨나 무릎 등 어느 부위에서도 통증을 유발할 수 있습니다. 근막을 통해 하나로 연결되어 있기 때문입니다.

근막은 자세 유지에 중요한 역할을 하고 있으며, 자세의 결함이 생기면 가장 먼저 이상이 나타나는 곳이기도 합니다. 자세 불량 등으로 근막 일부가 딱딱하게 굳어지게 되면, 신체의 균형이 무너져서 정상적인 동작을 하는 데 문제가 생길 수 있습니다. 특히 잘못된 근육 사용이나 외부 충격 등으로 인해 근막에 미세한 균열이 생기거나 염증이 발생하면, 근육통을 잘 일으킵니다. 근막은 염증 반응이 잘 일어나는 곳으로, 근골격계의 퇴행성 질환이 나타나기 전에 먼저 변화가 나타납니다.

근육은 앞면, 뒷면, 측면으로 연결되어 있습니다. 각 근육이 서로 연결되어 있어서 한 부분이 문제가 있을 때, 관련 근육도 함께 풀어줘야 합니다. 먼저 앞면 근육은 상반신에서는 귀 뒤에서 시작해 가슴과 배 앞을 넥타이처럼 뻗어 두덩뼈에서 멈춥니다. 하반신에서는 골반 일부에서 시작해 무릎뼈, 정강이, 발등까지 뻗도록 연결되어 있습니다. 그림 1-1, 그림 1-2는 《세상에서 가장 알기 쉬운 근육 연결 도감》(키마타 료 지음, 중앙books)를 참고한 것으로 다양한 근육 연결 그림들이 들어 있습니다.

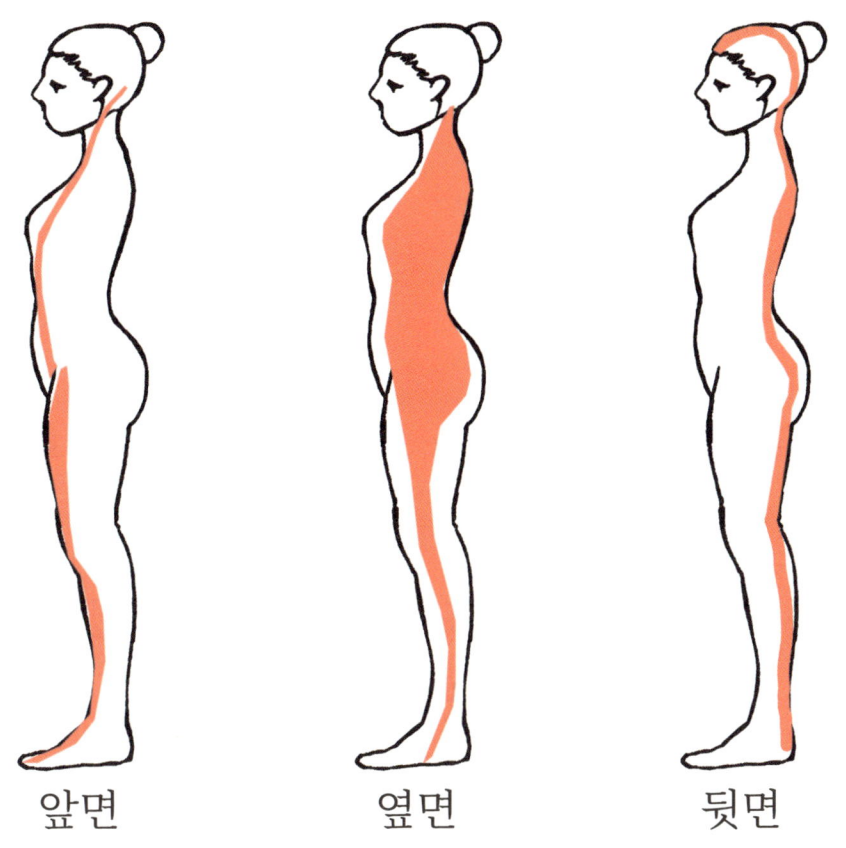

앞면   옆면   뒷면

그림 1-2 **근육 연결도**

뒷면 근육은 이마에서 시작해 뒤통수 쪽으로 돌아서 등뼈를 따라 아래로 향합니다. 하반신은 엉치뼈부터 좌우로 나뉘어 양다리 뒷면을 지나 발바닥까지 뻗도록 연결됩니다. 앞면 근육과 함께 앞뒤의 균형을 맞추고 있습니다. 측면 근육은 귀 뒤와 뒤통수에서 시작해 신체의 옆면을 덮듯이 발의 복숭아뼈까지 뻗어 있습니다. 이렇게 연결된 근막들의 상태가 좋지않으면 뇌의 신경에 전달하여 통증을 느끼게 합니다. 그럴 때 근육을 덮고 있는 근막부위를 풀어줌으로써 근육의 통증을 완화할 수 있습니다.

3. 근육 풀러 요법의 원리

근골격계에서 나타나는 통증에서 가장 많이 나타나는 부분이 허리입니다. 허리 질병은 원인도 다양하고 다루기도 까다로워서 치료하기가 만만치 않습니다. 현재 요통(허리통증)에 관해 수많은 치료법이 있습니다. 현대의학이나 한의학은 말할 것도 없고, 척추 교정을 하는 교정원, 도수치료와 재활요법과 운동요법, 기타 수많은 민간요법과, 개인적으로 오랫동안 연구해서 창안했다는 무슨 치료법 등등 헤아리기 어려울 정도입니다.

허리가 많이 아프고 크게 고장이 났다면, 먼저 치료를 잘하는 전문 병원이나 한의원 등을 찾아가고, 원인에 따라 알맞은 치료를 받는 것이 순서일 것입니다. 하지만 허리가 그리 심하게 아프지 않거나, 갑자기 삐끗했거나, 병원을 오래 다녀도 크게 효과가 없거나, 여러 사정으로 병원에 계속 다닐 수 없을 때 등의 상황에서 해결책이 될 수 있는 치료법이 **근육 풀러 요법**입니다. 이 요법은 허리병 뿐만 아니라, 목 어깨 무릎 팔꿈치 손 발 등에도 효과가 있습니다.

근육 풀러 요법은 기존 한의학 지식과 새로운 의학 연구를 바탕으로 정리한 근골격계 치료법입니다. 근육을 풀어주는 치료법이지만, 근육에 대해서는 잘 몰라도 괜찮습니다. 설명하는 대로 잘 따라 하면 치료가 가능한 요법입니다. 얼핏 봐서는 너무 쉽고 간단해서 미심쩍은 생각이 들 수도 있지만, 생각 이상으로 효과가 좋습니다. 한의사로서 매일 수십 명의 통증 환자를 치료한 오랜 임상 경험에다, 최신 근막 치료법 등을 접목한 뒤, 나름대로 간편하게 정리한 결과물이기 때문입니다. 일단 한번 따라 해 보시면 진가를 아시게 될 것입니다.

근골격계 통증이 발생하는 이유

뼈와 관절은 홀로 움직일 수 없고, 붙어있는 근육과 힘줄에 의해 움직입니다. 뼈와 관절 부위에서 나타나는 통증은 근육과 관련이 많습니다. 근육은 평소의 섭생과 건강 관리 상태에 따라 작동 범위나 상태가 좌우됩니다. 그런데 혈액이 부족하거나, 순환이 잘 안되거나, 피가 탁하고 끈적끈적해서 필요한 영양분과 산소를 근육에 충분히 전달하지 못하면, 근육은 자연히 나빠질 것입니다. 과로로 인해서 근육에 피로가 쌓여도 마찬가지입니다.

예를 들어서, 허리 주변의 근육이 경직되거나 뭉쳐서 제대로 작동하지 못하면 허리뼈가 조금씩 틀어지고, 심하면 정상에서 벗어나게 됩니다. 그러면 허리뼈를 통과하는 여러 신경다발이 압박을 받아서 통증도 생기고, 내장도 제대로 기능을 발휘하지 못하게 됩니다. 이렇게 되면 근육 상태가 더욱 나빠져서, 허리뼈 틀어짐이 더욱 굳어지는 악순환이 되풀이되게 됩니다.

허리나 어깨 무릎 관절에 통증을 일으키고 여러 가지 고질병을 일으키는 순서를 간단하게 정리하면 다음과 같습니다. 통증 발생의 원리를 단순화한 것으로 세부적으로는 조금씩 차이가 날 수 있습니다.

(1) 몸의 건강 상태가 불량함

⇨ (2) 근육과 인대가 수축하고 딱딱하게 경직됨

⇨ (3) 관절의 구조가 어긋나고 틀어지며 통증이 발생

⇨ (1') 몸의 건강 상태가 더 불량해짐

⇨ (2') 근육과 인대가 더 수축하고 딱딱해지고 점차 약해짐

⇨ (3') 관절의 구조가 더 어긋나고 틀어지며 통증이 더 심해짐.

위의 과정에서 알 수 있듯이, 몸의 건강 상태와 근육의 건강 상태와 관절의 건강 상태는 떼려야 뗄 수 없는 삼위일체가 되어 우리 몸을 지탱하고 있습니다. 우리 몸은 하나의 유기적인 통일체이기 때문입니다. 이런 관점에서 볼 때, 허리 병의 고통에서 벗어나 건강한 허리를 가지고 살기를 원하신다면, 몸과 근육과 관절의 건강을 잘 관리해야 합니다.

 근육 풀러를 설명하는 동영상 QR코드

스마트폰 카메라의 화면에 위의 그림을 보이게 하면 동영상으로 연결되어 볼 수 있습니다. 잘 안되면 카메라 설정으로 들어가 QR코드 실행으로 해주시고 그래도 안되는 경우에는 네이버와 같은 포털 프로그램에서 QR 코드 검색을 누른 후 화면에 위 그림이 보이게 하면 됩니다.

유튜브에서 "'아픈 부위' 풀러"라고 검색해도 됩니다.

예) 허리 풀러

4. 풀러 도구

풀러 요법을 제대로 시행하기 위해서는 이에 걸맞은 도구가 필요합니다. 맨손으로도 가능하지만, 도구가 있을 때보다 힘이 많이 들고 정확도가 떨어집니다. 만일 갑자기 아픈 데가 생겨서 사정이 급하다면, 집에 있는 윷가락이나 볼펜 대롱 같은 것을 임시로 사용해도 됩니다. 그러나 오래 두고 사용하시려면 역시 제대로 되고 자신에게 맞는 도구를 갖추는 게 좋습니다.

풀러 요법은 전통 한의학인 침 치료 이론을 바탕으로 최신 근막, 근신경학 등을 참고해서 새롭게 만든 요법입니다. 비슷한 개념인 괄사와는 치료 방법이 다르지만, 같은 도구를 이용할 수 있습니다. 괄사(刮痧)는 전통적인 중국 의학에서 사용되는 치료 기법의 하나로, 특수한 도구를 사용하여 피부를 긁거나 문질러 혈액 순환을 개선하고, 통증을 완화하며, 몸의 독소를 배출하는 데 도움을 주는 요법을 말합니다. 괄사는 통증 치료 중심이 아니라 일반적인 건강관리법으로 주로 미용에 이용되고 있어서 기본적인 접근 방식이 다릅니다. 잘 못 긁어서 반점이 생기는 등 부작용을 일으키는 경우가 있습니다.

인터넷에서 '괄사'로 검색하면 이와 관련된 도구를 쉽게 찾을 수 있습니다. 두께가 얇고 둥그런 부분이 있고 넓은 부분이 있는 도구가 풀러가 쓸만합니다. 모양은 같아도 사용법은 전혀 다르니까, 풀러 요법에 사용할 때는 사용법을 반드시 숙지하고 시행해야 합니다.

도구의 주요 재료는 물소 뿔, 옥, 나무, 도자기, 동전 등 다양합니다. 가격, 단단함, 휴대 간편성, 색감 등을 고려할 때 물소뿔로 만든 다음과 같은 모양의 도구를 이용하기를 권합니다. 물론 비슷한 모양의 도구가 있다면 그것을 사용해도 무방합니다.

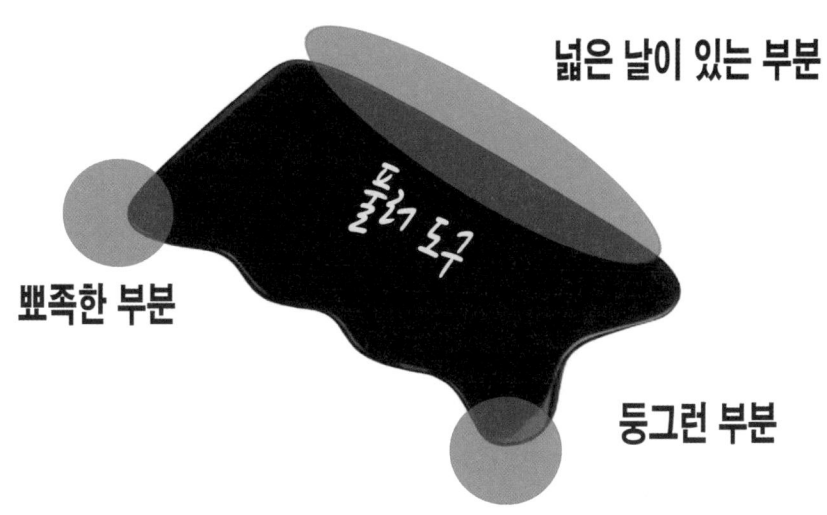

그림 1-3 **풀러 도구 예시**

혼자 사는 사람의 경우는 갈고리 모양 안마기를 사용하여 손이 닿지 않는 등이나 허리 등에 사용할 수 있습니다. 목은 목뒤를 받쳐주는 경추 베개를 이용하면 나름의 효과를 볼 수 있습니다.

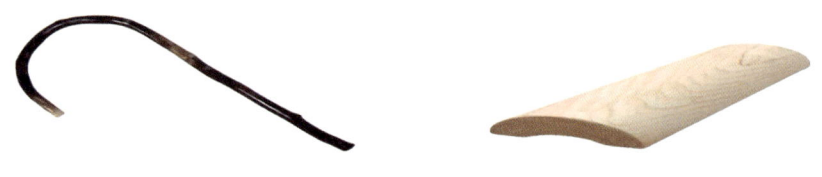

갈고리 모양 안마기　　　　　경추 베개

그림 1-4 **혼자서 풀러 할 수 있는 보조 도구**

만약 아무 도구를 찾을 수 없다면, 손가락의 중지를 위로 세워서 도구처럼 사용할 수 있습니다. 치료는 한 번에 끝나는 것이 아니니 기왕이면 자신에 맞는 도구를 갖추는 게 좋습니다.

5. 치료 자세와 풀러 도구 사용법

치료 과정은 혼자보다 다른 사람이 도와주면 더 효과적입니다. 그래서 설명은 두 사람이 함께하는 것으로 하겠습니다. 내용 중에는 혼자서 치료가 가능도 많으니 혼자 산다고 걱정안하셔도 됩니다. 근골격계 치료에서 가장 기본이 되는 배 부위의 치료를 중심으로 설명하겠습니다.

아픈 사람이 베개 없이 천장을 보고 반듯하게 눕습니다. 이때 다리는 쭉 뻗지 말고, 당겨서 90도 정도로 무릎을 세우는 게 좋습니다. 배 근육을 다리 쪽으로 당기지 않고 편안하게 둘 수 있기 때문입니다. 이제 배와 온몸에 최대한 힘을 빼고 편안하게 누우면 됩니다.

치료 자세

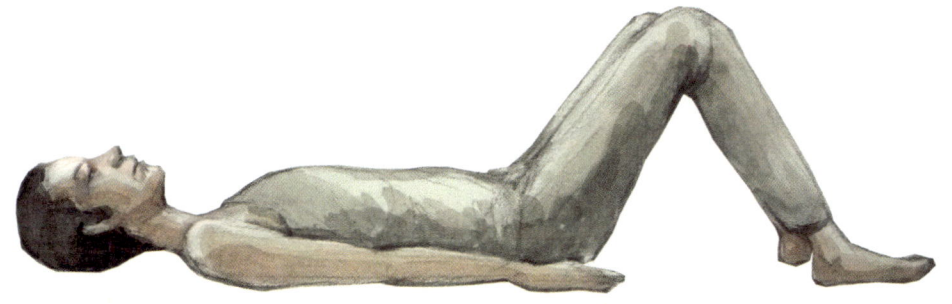

그림 1-5 **기본 치료 자세**

풀러 사용법

치료를 돕는 사람은 '풀러 도구'를 한 손에 쥐고, 그림 1-3의 풀러 도구에서 둥그렇게 튀어나온 부분을 이용해서 치료가 필요한 부위를 문지르면 됩니다. 위치에 따라 뾰족한 부분, 둥그런 부분, 날이 넓은 부분으로 바꾸어 가면서 사용하시면 됩니다. 맨살 위에 대고 문지르는 게 더 효과적이지만 피부가 약한 분은 얇은 천이나 수건을 대고 해도 무방합니다.

너무 강하게 누르거나, 갑자기 압력을 세게 가해서 환자가 매우 아프다고 할 정도가 되지 않아야 합니다. 어느 정도의 통증을 느낄 정도로 (최대 통증 정도를 10이라고 했을 때 3~4 정도) 적당히 누르고, 한곳에 대략 10초 정도 마사지한다는 느낌으로 가볍게 살살 문질러 주어야 합니다.

문지를 때는 너무 꾹 누르기보다는 약간 스냅을 줘서 '강-약-강-약'으로 문지르는 게 좋습니다. 문지르는 폭은 3~4cm 정도가 적당합니다. 그리고 주변보다 더 아프다고 호소하는 부위가 있으면, 그런 곳은 더 잘 풀어주어야 합니다.

2장 허리 부위 통증 치료

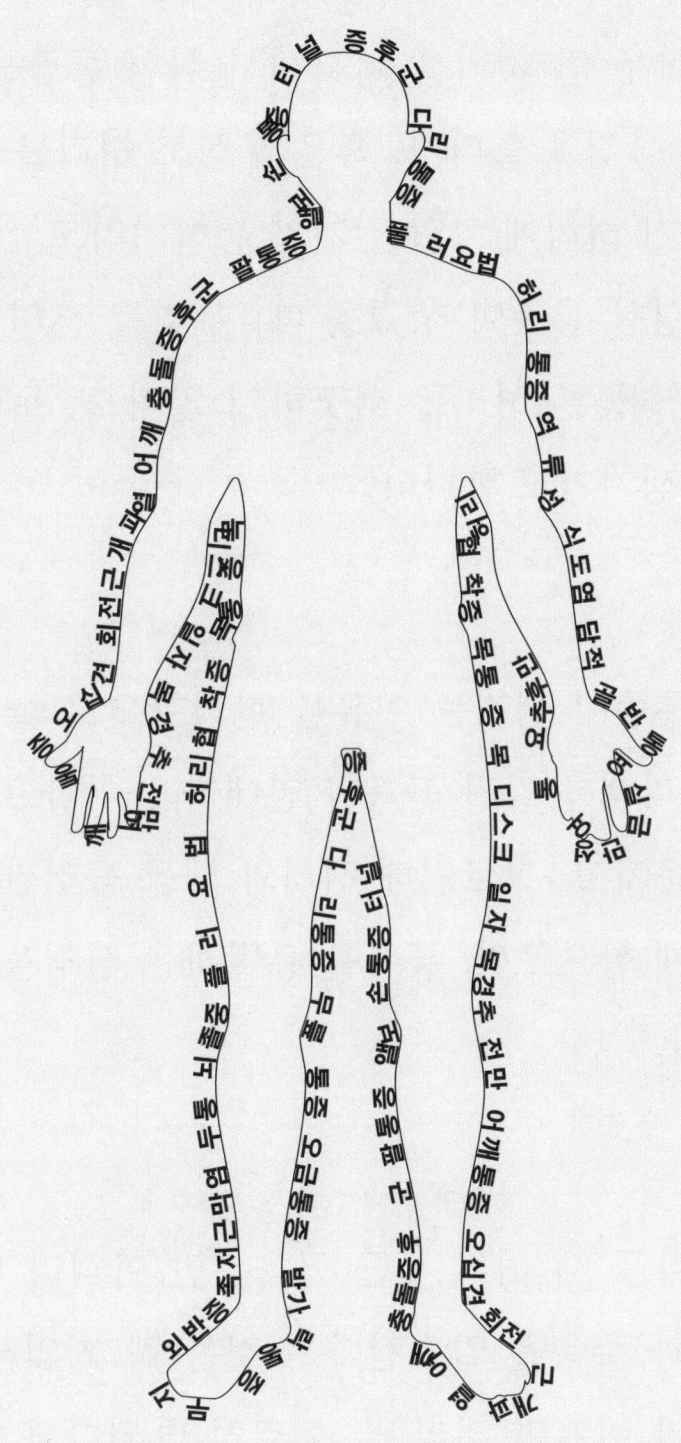

1. 집에서도 치료할 수 있는 허리 통증

누구나 한두 번 허리를 삐끗해서 심한 통증을 느껴 봤을 겁니다. 무거운 물건을 들다가, 혹은 무심코 허리를 굽히는 동작을 하다가, 갑자기 허리에 고압 전기가 통하기라도 한 듯 '찌릿~!' 하며 허리에 극심한 통증이 생겼을 때, 우리는 흔히 허리를 삐었다고 얘기합니다. 물론 허리를 삐끗하지 않아도, 무리하게 움직인 후에 통증이 생기기도 합니다.

허리에 통증이 생기는 이유를 한의학으로 풀어보면 다음과 같습니다. 허리뼈를 감싼 근육과 인대가 늘어나고 손상을 입으면서 단단하게 뭉치고, 그로인해 허리와 배를 둘러싼 근육을 긴장시키고 수축하게 함으로써, 통증을 유발하는 신경을 자극하여 생기는 현상입니다.

허리가 아플 때 허리 부근 근육뿐만 아니라 배를 둘러싼 근육에도 긴장과 수축을 일으킨다는 것은 꼭 기억해 두어야 합니다. 보통 허리가 아프면 허리'만' 치료하면 된다고 하기에 허리가 낫지 않거나 통증이 재발하기 쉽기 때문입니다.

허리는 몸의 중심이 되기 때문에 아프면 일상생활에 지장이 많습니다. 허리가 아픈 이유는 다양합니다. 어떤 사람들은 허리 통증이 생기면 디스크와 같은 큰 질병으로 판단하는 데, 실제로는 대부분 허리 부위 근육에 염증이 생기는 경우입니다. 디스크가 아니기 때문에 병원에 가서 X-레이나 MRI 등의 각종 검사를 해봐도 특별한 원인을 찾을 수 없습니다. 심한 염증이나 근육 파열은 검사로 확인되지만, 중간 정도의 미약한 정도의 염증이나 근육 뭉침 증상은 현재의 의학 장비로는 제대로 확인할 수 없기 때문입니다.

이런 경우에 한의원이나 병원에서 전기치료나 온열 찜 치료를 하는 것도 좋지만, 집에서 치료할 수 있다면 더욱 좋은 일입니다. 집에 있는 간단한 도구나 앞에서 소개한 풀러 도구를 이용해 설명하는 방법을 따라해보면 의외로 쉽고 간단하게 허리 통증을 줄일 수 있습니다.

풀러 치료를 했음에도 불구하고 심한 통증이 가라앉지 않거나,

뻐근한 통증이 2~3일 이상 지속될 때는 반드시 전문 병원이나 한의원을 찾아가서 진료를 받아보시는 게 좋겠습니다.

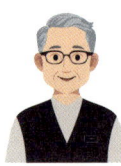

허리가 아플 때는 배도 관련이 있다 이렇게 알고 계시면 됩니다.

허리를 치료할 때, 허리보다 먼저 다스려야 할 곳이 배입니다. 허리가 심하게 아픈 환자들의 배를 눌러보면 대부분 아프다고 하는 부분이 있습니다. 허리를 삐면서 허리 근육이 긴장하게 되면, 배에 있는 근육들도 함께 긴장하기 때문입니다. 어떤 사람들은 배에 무슨 근육이 있냐고 할지 모르지만, 근육이 있습니다. 더군다나 허리와 배의 근육이 연결되어 있기 때문에, 허리가 아픈 부위에 따라서 연결된 배의 근육도 통증을 느끼게 됩니다.

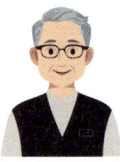

허리 통증에는 허리 뿐만 아니라 배와 엉덩이, 허벅지도 함께 풀어 해주어야 합니다.

허리 통증 풀어주는 풀러 순서

| 배 부위 풀기 ⇨ 허리 부위 풀기 ⇨ 엉덩이와 허벅지 풀기 |

허리 통증 풀러 동영상

2. 배 부위 풀기

배 부위를 풀기 위해서는 환자가 편하게 누워야 합니다. 풀러 도구는 약간 뾰족한 부분과 둥그스름한 부분, 그리고 타원형의 날이 있는 부분으로 이루어져 있습니다. 배 치료에는 둥그런 부분을 사용하는 것이 좋습니다.

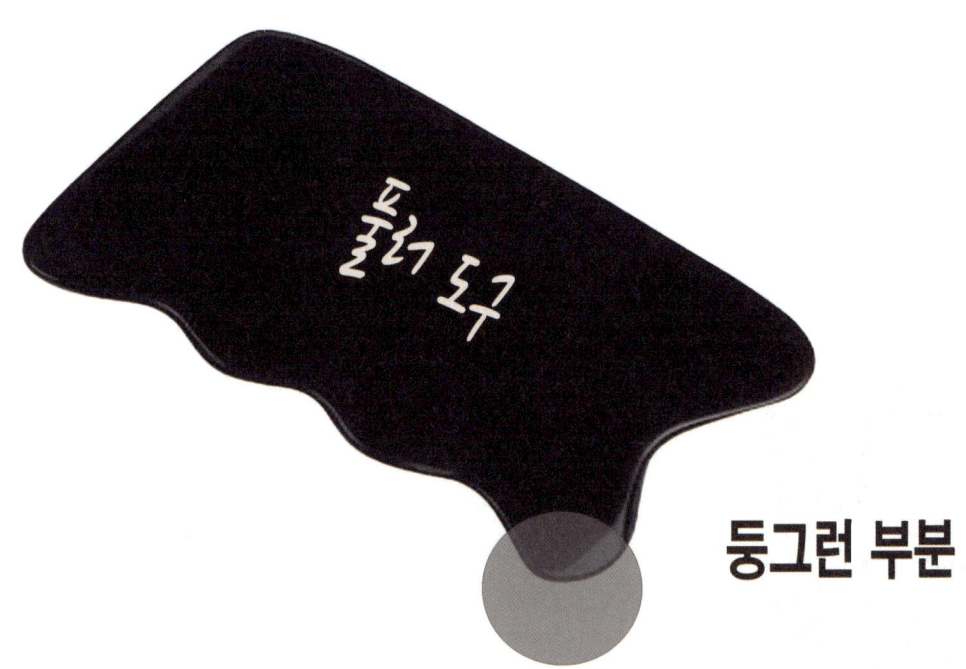

그림 2-1 **풀러 도구의 둥그런 부분**

1) 명치 풀기

명치는 아래 그림처럼 가슴뼈 아래 한가운데 오목한 곳을 말합니다. 풀러 도구의 둥그스름한 부분을 명치 부위에 가로로 대고, 지그시 누른 다음에 좌우로 가볍게 문지르며 잘 풀어줍니다.

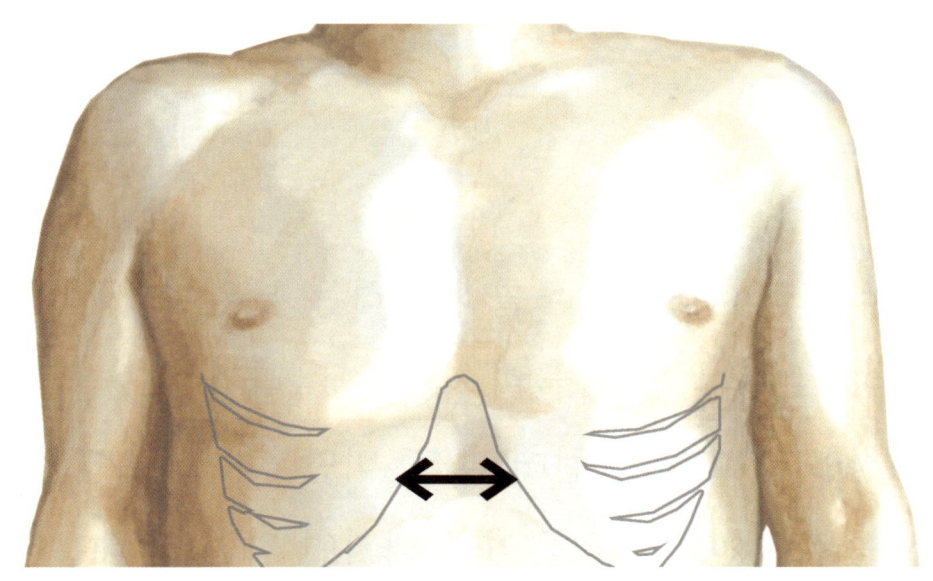

그림 2-2 **명치 풀기**

명치는 급소라서, 세게 맞으면 무척 아프고, 숨이 턱 막히기도 합니다. 평소에 신경을 지나치게 쓰거나 속을 많이 끓여서, 화병으로 가슴이 답답하고 아프면서 머리까지도 아프고, 심장이 약해서 잘 놀라고 가슴이 자주 두근거리면서 불안하고, 소화가 잘 안

되면서 명치 아래가 꽉 막힌 듯 답답하고 자주 체하고 구역질이 잘 날 때, 치료하면 좋은 자리입니다.

역류성 식도염

명치를 자주 풀어주면, 요즘 사람들이 많이 고생하는 역류성 식도염에도 좋은 효과가 있습니다. 역류성 식도염이 있으면 가슴이 쓰리면서 신물이 잘 올라오거나, 목 안에 뭐가 걸린 것처럼 답답하면서 마른기침이 잘 나오는 증상이 있습니다.

역류성 식도염 : 위와 식도를 연결하는 부위에 있는 근육(괄약근)은 위 속의 내용물이 식도로 올라가는 것을 막아주는 역할을 합니다. 그런데 과식, 비만, 과음, 흡연, 약물 부작용 등으로 인해 괄약근이 약해지면 위 속의 내용물이 식도로 역류하면서 여러 가지 증상을 일으키는 데 이를 역류성 식도염이라고 합니다.

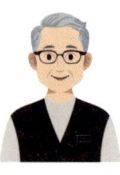
명치 부위를 풀어주면 역류성 식도염으로 고생하는 사람에게 도움이 됩니다.

역류성 식도염이 있는 사람에게는 풀러 도구의 타원형 날이 있는 부분을 앞가슴뼈(흉골) 위에 세로로 대고, 지그시 누른 다음에 위아래로 여러 차례 왕복달리기처럼 문질러 주면 더욱 좋습니다.

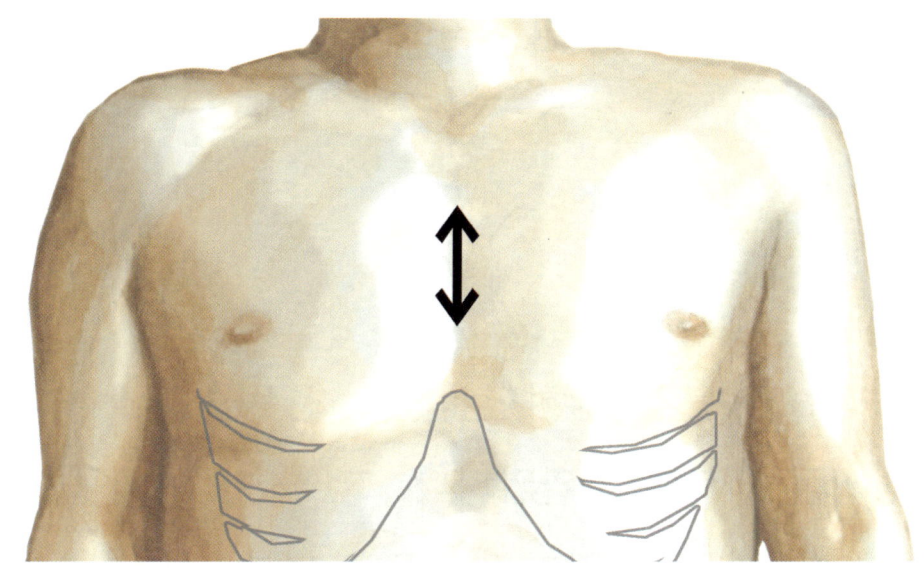

그림 2-3 **가슴뼈 풀기**

2) 명치와 배꼽 중간 부분 풀기

다음에는 풀러 도구의 둥그스름한 부분을 명치와 배꼽의 중간 지점에 가로로 대고, 지그시 누른 다음에 좌우로 가볍게 문지르면서 잘 풀어줍니다.

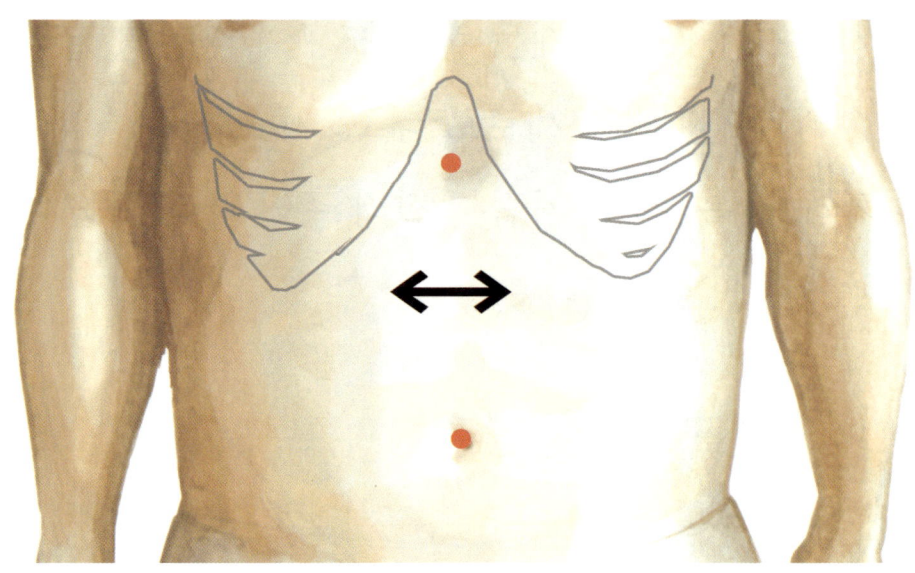

그림 2-4 명치-배꼽 중간 풀기

이곳은 소화 기능 전반을 담당하면서 위장 운동을 활발하게 하는 대표적인 장기들이 모인 부위입니다. 그래서에 음식을 잘못 먹고 급작스럽게 체해서 배가 갑자기 아프고 더부룩하거나, 가스가 차서 배가 빵빵하거나, 속이 쓰리고 답답하고 구토와 설사를 하거나, 위경련˚으로 고통스러워할 때 치료하면 좋은 자리입니다.

위경련 : 극심한 스트레스와 과식, 과음 등으로 인해 위장 근육이 갑자기 수축하면서 명치 끝 부위가 쥐어짜듯이 아픈 증상을 말합니다.

소화가 잘 안되거나, 설사하거나 가스가 차는 사람들은 이 부위를 자주 풀어주면 좋습니다. 그 외에도 평소 위장이 약해서 만성 위염이나 소화불량으로 고생할 때도 좋은 효과가 있습니다. 그리고 요즘 많이 알려진 담적* 증상의 개선에도 좋습니다.

담적 : 불필요한 노폐물인 담이 위장 벽에 잔뜩 끼어서 발생하는 고질적인 소화기 질환을 말합니다. 과식, 폭식, 야식으로 인해 소화되지 않은 음식 찌꺼기가 담을 만들고, 이것이 부패하면서 쌓이면 담적이 됩니다. 위와 장 점막 조직에는 열고 닫히는 문이 있습니다. 이 문이 잘 작동하지 않아 독소가 점막 조직을 투과하면 조직이 손상됩니다. 이것이 오래되면 위장을 돌처럼 굳어지게 만듭니다.

담적

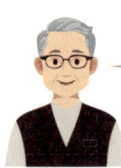
위장 부위를 풀어주면 소화 불량, 만성 위염에 도움이 됩니다.

3) 갈비뼈 아래 부위 풀기

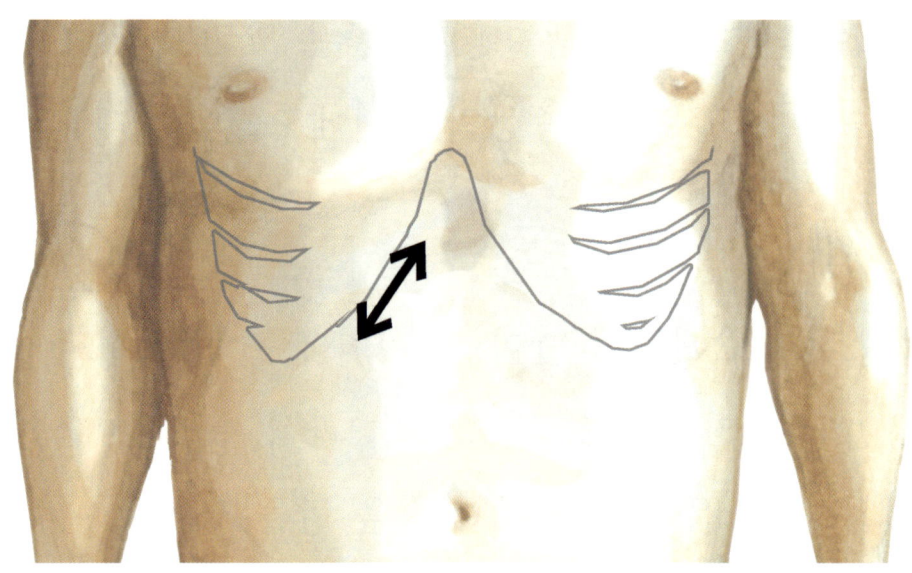

그림 2-5 **오른쪽 갈비뼈 밑 풀기**

다음에는 오른쪽 옆구리의 갈비뼈 아랫부분을 만진 뒤, 중간쯤 되는 지점에다 풀러 도구의 둥그스름한 부분을 비스듬히 대고 지그시 누른 다음에, 갈비뼈를 따라서 위아래로 가볍게 문지르면서 잘 풀어줍니다. 꾹 누르기만 하기보다는 강-약-강-약으로 변화를 주면서 눌러주는 게 좋습니다.

이때 유난히 통증을 많이 느끼는 사람은 과음이나 과로 등으로 간에 피로가 많이 쌓여있다고 보시면 됩니다. 간이 피로하면 전신 피로와 함께 간질환이 오기 쉽습니다. 평소에 이곳을 자주 누르고 풀어주면 간 기능 회복에도 도움이 됩니다.

왼쪽 옆구리의 갈비뼈 아랫부분을 만진 뒤, 중간쯤 되는 지점에다 풀러 도구의 둥그스름한 부분을 비스듬히 대고 지그시 누른 다음에, 갈비뼈를 따라서 위아래로 가볍게 문지르면서 잘 풀어줍니다.

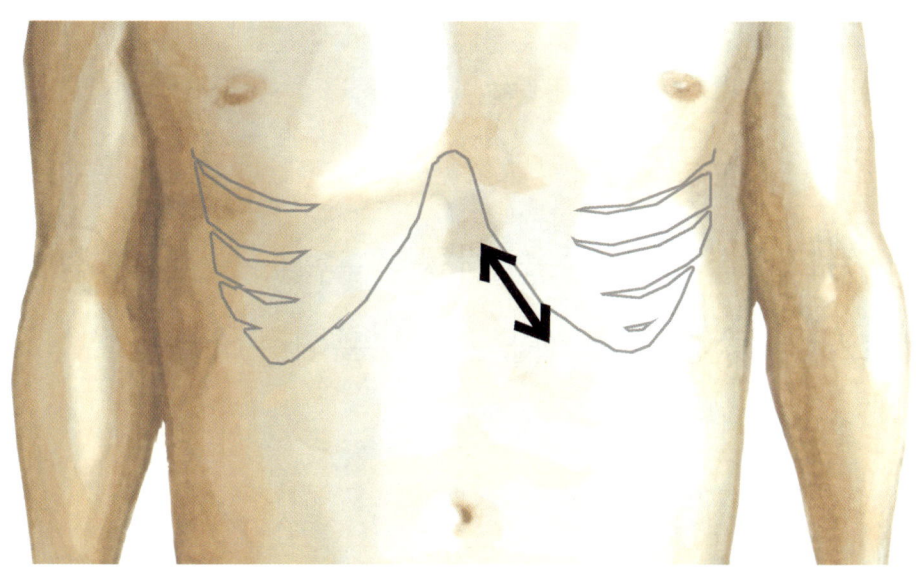

그림 2-6 **왼쪽 갈비뼈 밑 풀기**

왼쪽 옆구리 아랫부분이 통증이 많이 느껴진다면 과식이나 폭식 등으로 췌장에 피로가 많이 쌓여있다고 보시면 됩니다. 췌장이 피로하면 소화불량과 함께 당뇨가 오기 쉽습니다. 평소 이곳을 자주 누르고 풀어주면 췌장 기능 회복에 도움이 됩니다.

췌장 기능

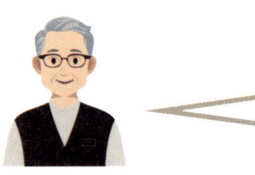 오른 갈비뼈 밑은 간, 왼 갈비뼈 밑은 췌장의 피로를 푸는 데 도움이 됩니다.

4) 배꼽 양쪽 부위 풀기

풀러 도구의 둥그스름한 부분을 배꼽 우측 4~5cm 지점에 가로로 대고, 지그시 누른 다음에 좌우로 잘 풀어줍니다.

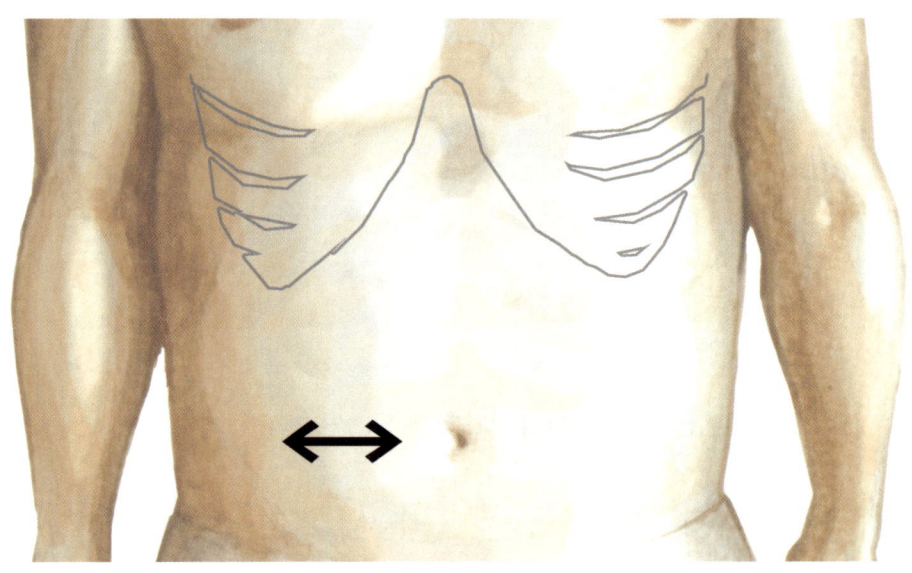

그림 2-7 **오른쪽 배꼽 옆 풀기**

배꼽 좌측 4~5cm 지점에 가로로 대고, 지그시 누른 다음에 좌우로 가볍게 문지르면서 약 10초간 잘 풀어줍니다.

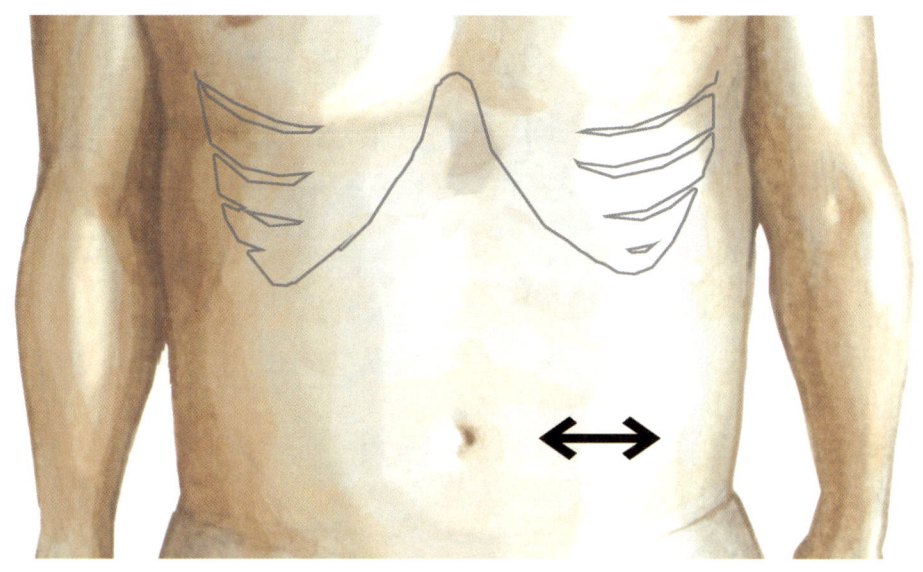

그림 2-8 **왼쪽 배꼽 옆 풀기**

배꼽에서 양쪽으로 4~5cm인 이곳은 대장 기능이 안 좋아서 아랫배가 아프고 더부룩하고 변도 좋지 않을 때 치료하면 좋은 곳입니다. 이곳을 눌렀을 때 유난히 통증을 많이 느끼는 사람은 대장에 독소와 노폐물이 많이 쌓여있고, 기능에도 문제가 많다고 보시면 됩니다.

대장 기능

평소에 이곳을 자주 누르고 풀어주면 대장 기능이 좋아지고, 소화불량도 좋아지고, 배지방과 노폐물을 잘 배출하여 뱃살 빼는 데도 도움이 되며, 변비와 아랫배 더부룩한 것도 사라집니다. 설사와 변비를 반복하는 과민성 대장 증후군에도 좋습니다.

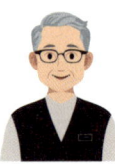 배꼽 좌우 4~5cm 부위를 풀어주면 변비, 과민성대장 등에 도움이 됩니다.

5) 배꼽과 두덩뼈(치골)의 중간 부위 풀기

풀러 도구의 둥그스름한 부분을 배꼽과 두덩뼈의 중간 지점에 가로로 대고, 지그시 누른 다음에 좌우로 가볍게 문지르면서 잘 풀어줍니다.

두덩뼈(치골) : 골반을 이루는 뼈의 앞부분이 만나는 부위로, 손으로 만지면 배 밑에 뼈가 만나는 부위를 말합니다.

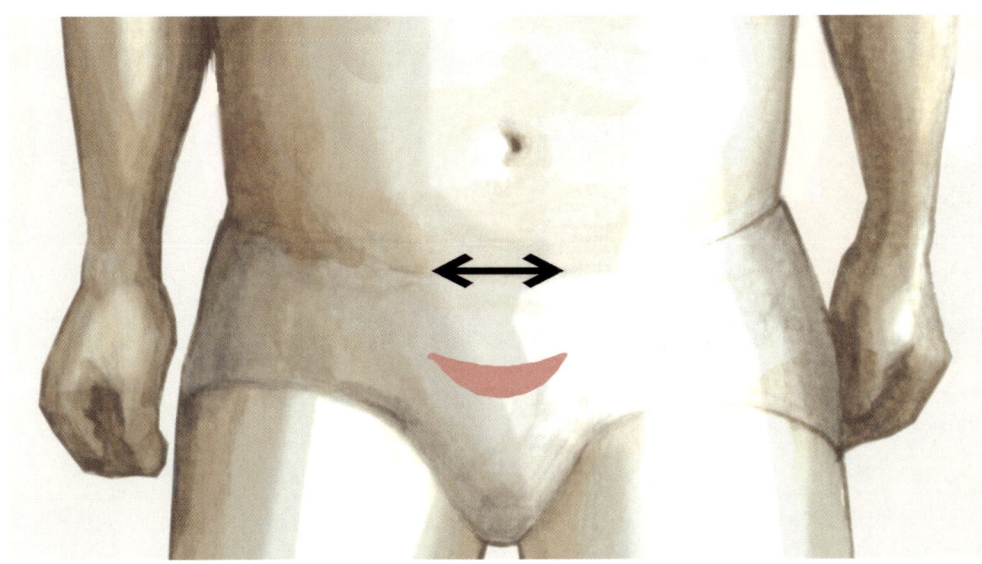

그림 2-9 **단전 부위 풀기**

이곳은 단전호흡에서 단전 자리에 해당하는 아주 유명한 곳인데, 원기가 모이는 곳이라 하여 매우 중요하게 여깁니다. 평소 원기가 부족하여 쉬 피로하고 무기력해지거나, 소변이 자주 마렵거나 시원하게 나오지 않을 때, 성기능 장애가 있을 때, 생리통이나 생리가 불규칙할 때 치료하면 좋은 곳입니다.

이처럼 배꼽과 두덩뼈를 자주 누르고 풀어주면 대장 기능이 안 좋아서 생기는 증상이나, 비뇨생식기 계통의 질환에 효과가 있고, 원기 회복에도 도움이 됩니다. 특히 중년 남성들의 전립선비대나 여성들의 요실금에는 이곳과 함께, 두덩뼈 바로 위의 쑥 들어간 부위를 같은 방법으로 눌러서 잘 풀어주면 더욱 좋습니다.

생리통

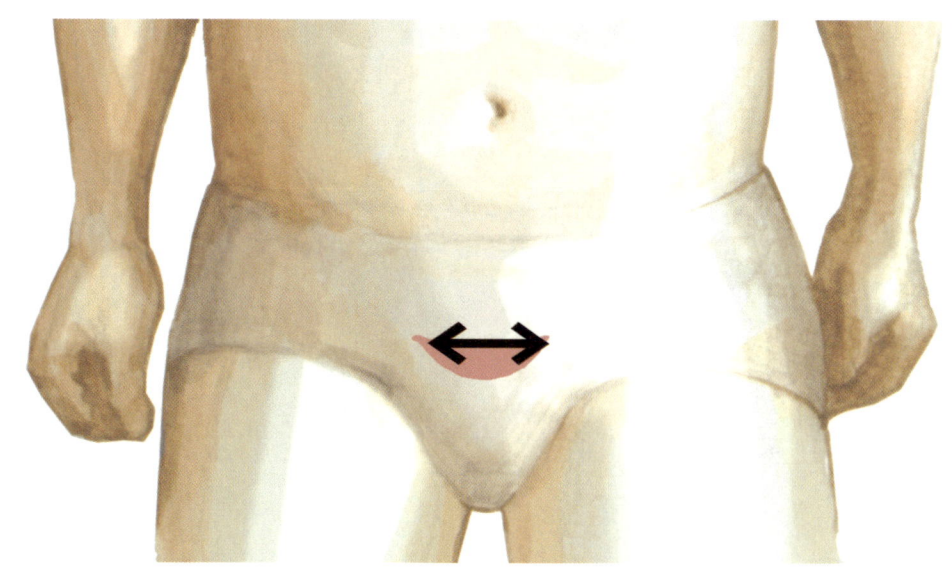

그림 2-10 **두덩뼈 바로 위 풀기**

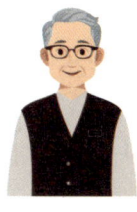 배꼽과 치골 사이를 풀어주면 생리통, 대소변 장애, 성기능 장애가 있는 사람에게 도움이 됩니다.

6) 사타구니(서혜부) 위의 골반뼈 안쪽 풀기

풀러 도구의 둥그런 부분으로 우측 골반뼈 안쪽을 이리저리 눌러보아서, 가장 아픈 지점에다 뼈를 따라 비스듬히 대고, 지그시 누른 다음에 위아래로 가볍게 문지르면서 잘 풀어줍니다.

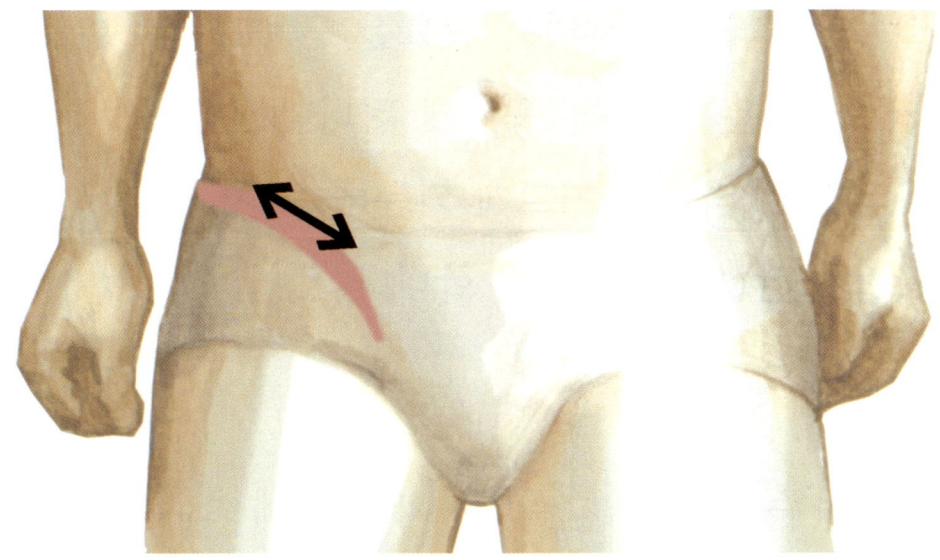

그림 2-11 **오른쪽 골반뼈 위 풀기**

풀러 도구의 둥그스름한 부분으로 좌측 골반뼈 안쪽을 이리저리 눌러보아서, 가장 아픈 지점에다 뼈를 따라 비스듬히 대고, 지그시 누른 다음에 위아래로 가볍게 문지르면서 잘 풀어줍니다.

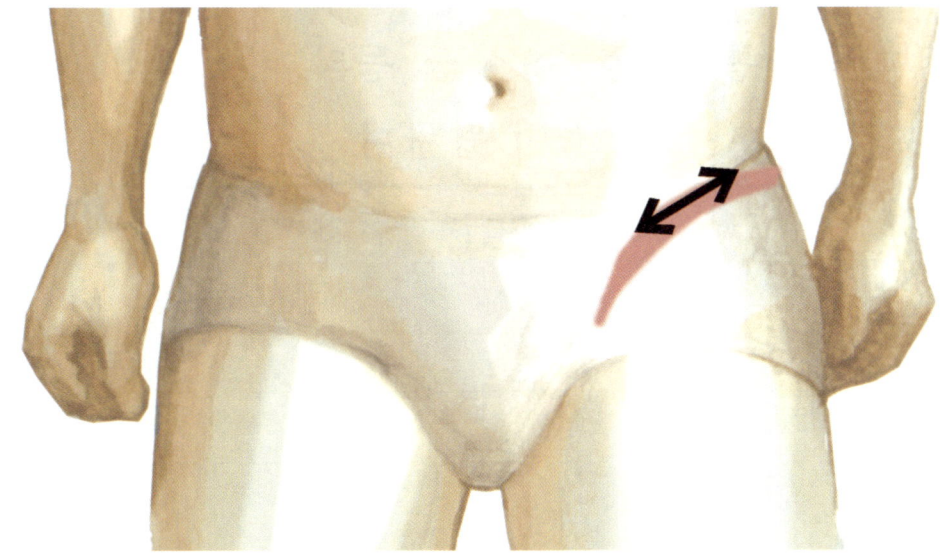

그림 2-12 **왼쪽 골반뼈 위 풀기**

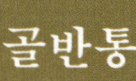
골반통

이곳에는 골반과 허리를 지탱하는 중요한 근육과 힘줄이 모여 있어서, 허리가 안 좋은 경우 잘 뭉치게 됩니다. 여기를 누르면 대부분 통증이 심해서 비명을 지르게 되는데, 환자가 너무 아프지 않도록 부드럽게 살살 풀어주어야 합니다.

평소에 이곳을 자주 풀어주면, 골반통과 요통에 효과가 좋습니다. 남자들의 전립선비대나 여성들의 요실금에도 치료 부위로 많이 다룹니다. 특히 잘 낫지 않는 허리 통증에는 이곳을 반드시 풀어주어야 합니다.

전립선 요실금

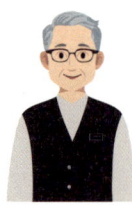

좌우에 있는 골반뼈 안쪽을 풀어주면 골반통, 요통, 요실금 등의 비뇨생식기 질환에 도움이 됩니다.

7) 사타구니(서혜부) 풀기

다음에는 풀러 도구의 둥그스름한 부분으로 우측 사타구니를 이리저리 눌러보아서, 가장 아픈 지점에다 비스듬히 대고, 지그시 누른 다음에 위아래로 가볍게 문지르면서 잘 풀어줍니다.

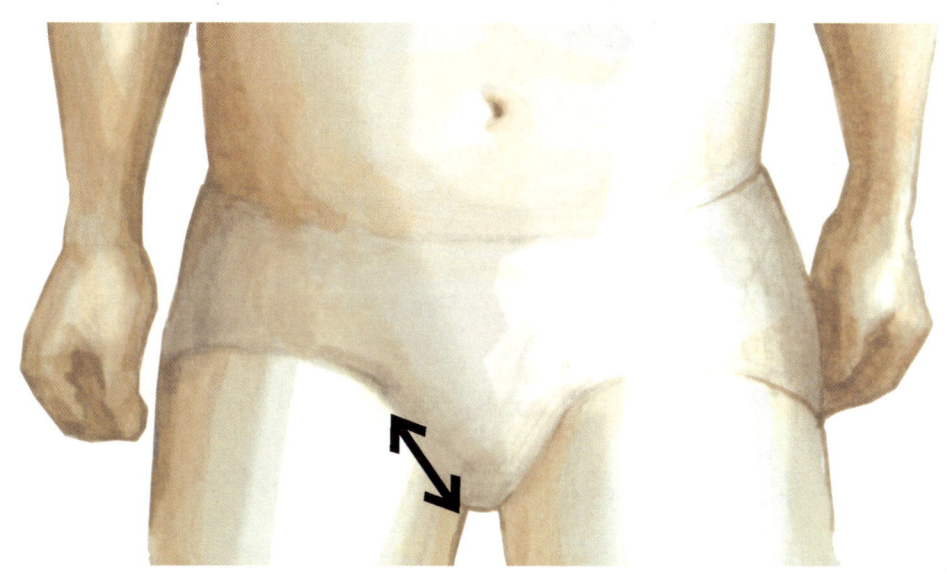

그림 2-13 **오른쪽 사타구니 풀기**

이곳은 허리와 다리를 연결하는 중요한 부위이니만큼 평소에도 과부하가 많이 걸리는 곳입니다. 또한 허리를 떠받치는 다리 근육과 인대가 붙어있는 곳이라서 요통과 밀접한 관계가 있습니다. 특히 장요근이라는 근육과 대동맥이 이곳을 통과하고 있으니

너무 과하지 않으면서도 세심하게 풀어주어야 합니다.

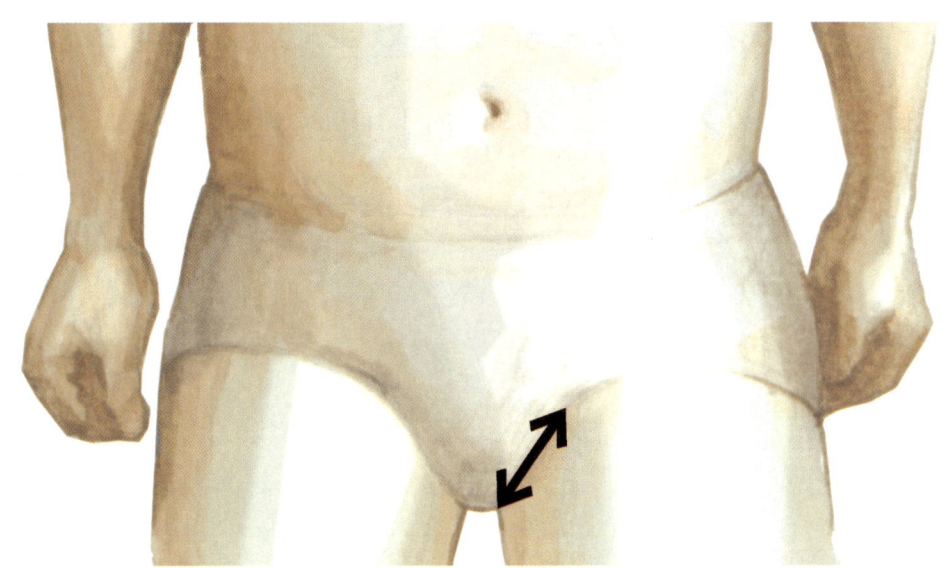

그림 2-14 **왼쪽 사타구니 풀기**

우리 몸에는 몸의 영양 공급과 노폐물을 제거하는 역할을 하는 림프가 있습니다. 림프는 일종의 관인데, 중간에 주머니 모양의 림프절이 있습니다. 사타구니 밑에는 비교적 큰 림프절이 있습니다. 이 림프절이 막히면 다리와 허리에 순환이 잘 안됩니다. 그러면 각종 노폐물과 독소들이 근육에 쌓여서 요통을 잘 일으키므로, 이곳을 세심하게 풀어주어야 합니다. 다리가 붓거나 저릴 때 이곳을 풀어주면 좋습니다.

3. 허리와 엉덩이, 다리 풀기

허리와 엉덩이를 풀어주는 단계입니다. 혼자서 하려면 갈고리 모양의 마사지 도구를 이용할 수 있습니다. 치료 도우미가 있으면 더욱 효과적인 치료가 가능합니다. 배 치료를 받은 사람을 천천히 몸을 돌려서 엎드리게 합니다. 배에 약간 높은 베개를 받치고, 두 손을 앞으로 모아서 이마 밑에 댑니다. 허리 및 전신에 최대한 힘을 뺍니다.

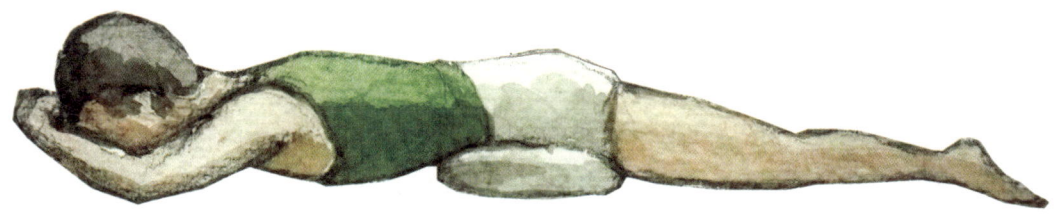

그림 2-15 **엎드린 자세**

치료 도우미는 풀러 도구를 한 손에 쥐고, 약간 뾰족한 부분으로 아래 순서대로 가볍게 누르면서 살살 문질러줍니다. 허리와 엉덩이 다리 치료에는 약간 뾰족한 부분을 사용하는 것이 좋습니다.

이때 너무 강하게 누르거나, 갑자기 압력을 세게 가해서 환자가 아프다고 소리칠 정도가 되지 않게 세기를 조절합니다. 약간의 통증을 느낄 정도가 (풀러 사용법 참조) 적당합니다. 유난히 아프다고 호소하는 부위가 있으면, 그곳은 여러 번 더 문질러서 잘 풀어주어야 합니다. 누르는 순서는 다음과 같습니다.

8) 허리뼈(요추) 기립근 풀기

풀러 도구의 약간 뾰족한 부분을 기립근 부위에 대고 잘 풀어줍니다. 우측에 있는 기립근도 같은 방법으로 잘 풀어줍니다. 기립근이란 척추 세움근이라고도 하는데, 척추를 받치는 근육입니다. 척추뼈 양쪽에 불룩하게 솟아있으며, 목에서부터 허리까지 기다랗게 연결되어 있습니다.

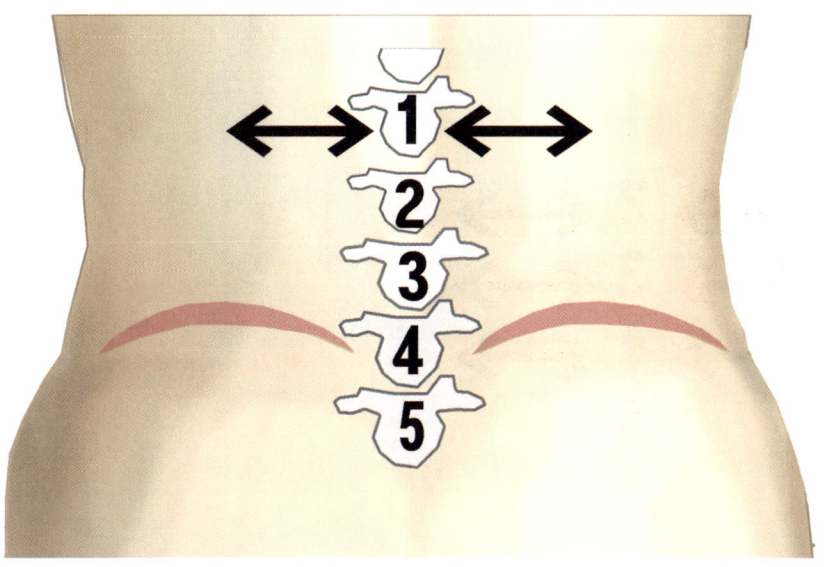

그림 2-16 **허리뼈 1번 옆 기립근 풀기**

척추뼈에서 1번 허리뼈를 찾는 방법은, 엉덩뼈를 잇는 선 위에 있는 뼈가 3번 허리뼈이니까, 거기서 위로 두 칸 더 찾아 올라가면 됩니다. 엉덩뼈를 잇는 선 밑의 뼈는 4번 허리뼈이고, 그 아래는 5번 허리뼈이며, 5번 허리뼈 밑은 엉치뼈입니다.

아래로 차례차례 내려오면서, 허리 전체의 기립근을 같은 방식으로 잘 풀어줍니다. 이때 위아래 간격을 너무 촘촘하게 할 필요는 없으며, 2~3cm 정도 띄워서 차근차근 눌러서 풀어주면 됩니다.

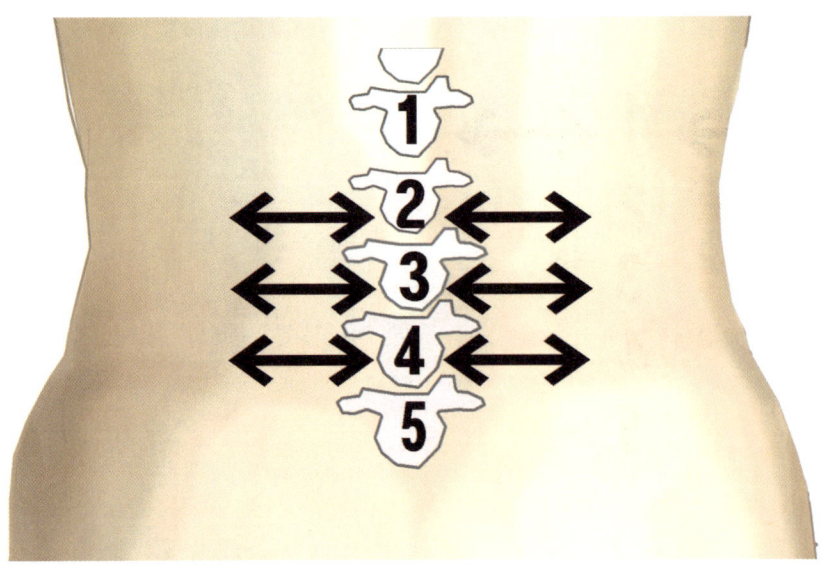

그림 2-17 허리뼈 기립근 풀기

 허리뼈(요추)는 1번에서부터 5번까지 있는데, 이곳에 있는 기립근은 전체 기립근 중에서도 가장 굵고 두툼할 뿐만 아니라, 과부하도 가장 많이 받는 곳이고, 손상도 제일 많이 생기는 곳입니다. 요통 치료에서도 가장 중요한 부위이니만치, 다른 곳보다 더욱 정성을 기울여서 잘 풀어주어야 합니다.

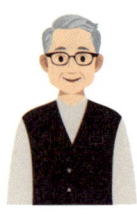 허리 부위에 있는 뼈 좌우에 있는 근육을 풀어주면 요통의 직접적인 치료에 도움이 됩니다.

특히 허리뼈 3, 4, 5번 부위는 허리의 중심일 뿐만 아니라 요통 치료의 핵심이므로, 절대로 소홀히 해서는 안 됩니다.

9) 기립근 옆 근육 풀기

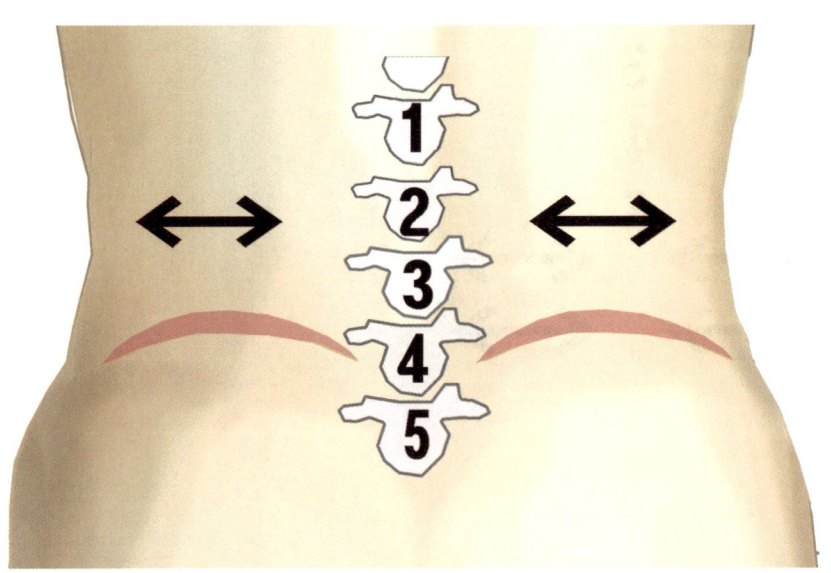

그림 2-18 **기립근 옆 근육 풀기**

풀러 도구의 약간 뾰족한 부분을 기립근 옆에 있는 근육의 가운데 부위에 가로로 대고, 지그시 누른 다음에 좌우로 가볍게 문지르면서 잘 풀어줍니다. 이렇게 양쪽을 번갈아 가며 꼭꼭 눌러서 잘 풀어줍니다.

10) 엉치뼈 옆 근육 풀기

요추 바로 아래에 있는 엉치뼈(천추) 옆의 기립근도 함께 풀어 주는 것이 좋습니다.

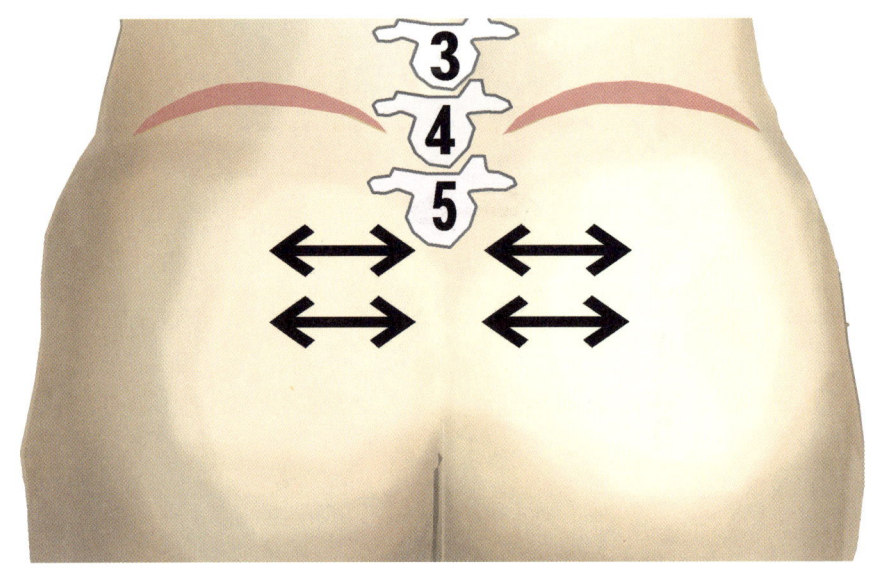

그림 2-19 **엉치뼈 기립근 풀기**

11) 둥그런 엉덩뼈 능선 (장골릉) 근육 풀기

풀러 도구의 약간 뾰족한 부분을 엉덩뼈 능선 위에 있는 근육에 가로로 대고, 지그시 누른 다음에 좌우로 가볍게 문지르면서 잘 풀어줍니다. 양쪽을 번갈아 가면서 풀어줍니다. 이곳은 요통이 흔하게 발생하는 곳 중 하나인데, 위에서 내려오는 신경이 바로 이곳의 근육 사이를 통과하면서 잘 눌리기 때문에 허리 통증이 있는 사람은 잘 풀어주어야 합니다.

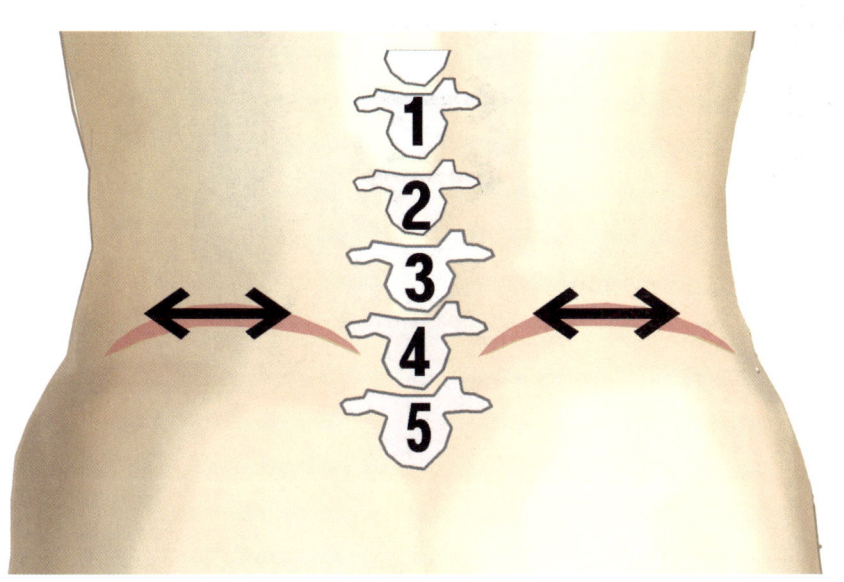

그림 2-20 **장골릉 근육 풀기**

12) 엉덩이 근육 풀기

풀러 도구의 약간 뾰족한 부분으로 엉덩이 여기저기를 눌러보아서, 아픈 지점마다 가로로 대고, 지그시 누른 다음에 좌우로 가볍게 문지르면서 잘 풀어줍니다.

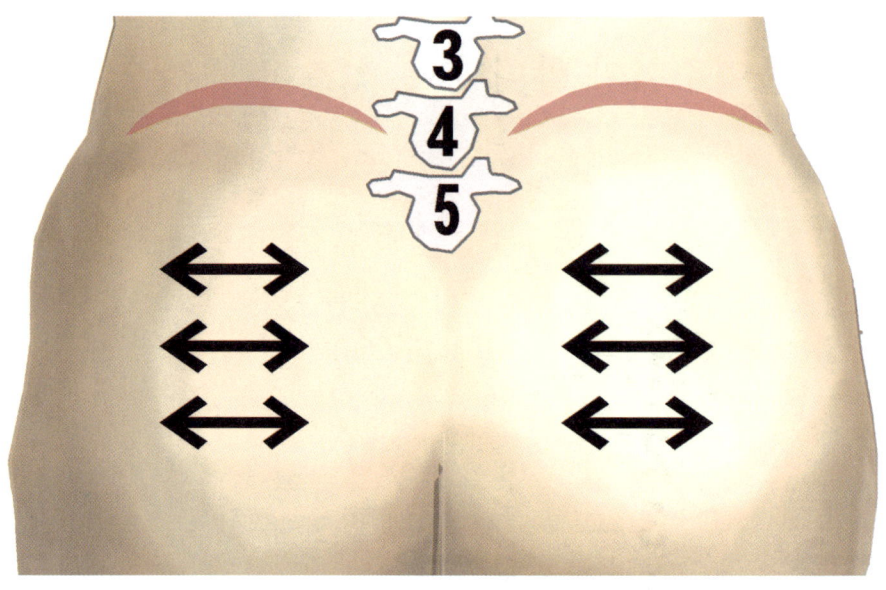

그림 2-21 **엉덩이 근육 풀기**

이때 유난히 아프다고 호소하는 부위가 있는데, 그곳은 더 많이 풀어주어야 합니다. 왜냐하면 그곳이야말로 신경이 많이 눌려 있는 곳이기 때문입니다. 엉덩이에도 여러 근육이 복잡하게 붙어 있는데, 요통 치료에 매우 중요합니다. 특히 좌골신경통으로 고생하시는 분들은 이곳을 정성 들여서 풀어주면 아주 좋습니다.

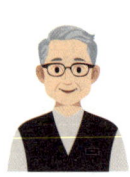 엉덩이 근육을 잘 풀어주면, 좌골신경통에 큰 도움이 됩니다.

13) 엉덩이 옆 고관절 근육 풀기

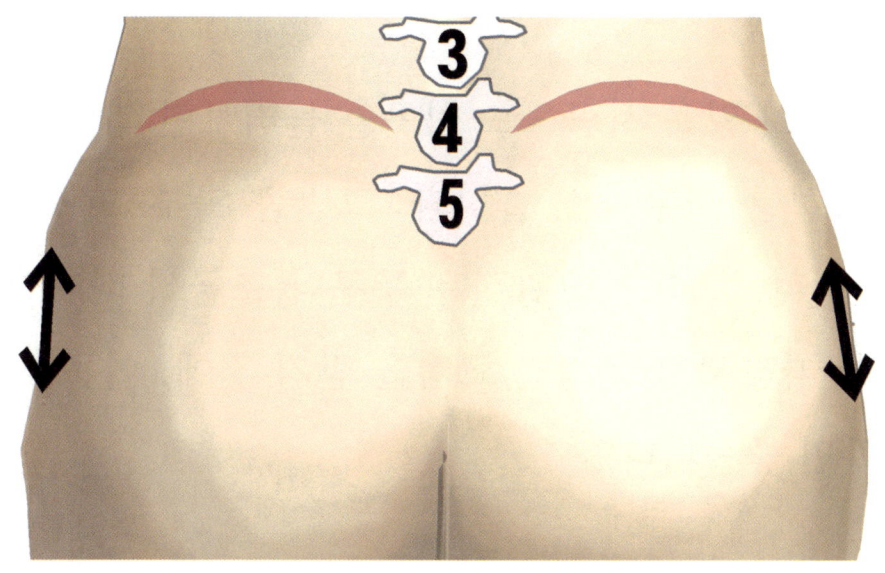

그림 2-22 **고관절 근육 풀기**

풀러 도구의 약간 뾰족한 부분으로 고관절(넓적다리관절) 주위 여기저기를 눌러보아서 아픈 지점마다 세로로 대고, 지그시 누른 다음에 좌우로 가볍게 문지르면서 잘 풀어줍니다. 이렇게 양쪽을 번갈아 가면서 꼭꼭 눌러서 잘 풀어줍니다.

고관절은 허리와 다리를 이어주는 중요한 곳으로, 요통과 아주 밀접한 관계가 있습니다. 엉덩이와 고관절 주위에 있는 근육과 인대들은 골반을 감싸고 지지하고 움직이는 데 매우 중요한 역할을 합니다. 고관절이 굳으면 허리뿐만 아니라 무릎에도 통증을 유발하고, 골반이 틀어지므로 자세도 나빠지게 됩니다.

허리가 별로 아프지 않은 사람들도 이곳을 눌러보면 의외로 많이 아프다고 호소하는 경우가 많습니다. 그만큼 과부하가 많이 걸려있다는 뜻입니다. 그리고 고관절은 누구나 조금씩 빠져있는 것이 보통입니다. 따라서 전문적인 교정을 받기 전에, 이곳을 평소에 자주 풀어주면 좋습니다.

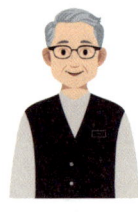

고관절을 풀어주면 허리 통증 외에도 무릎이나 골반에도 좋습니다.

14) 허벅지 뒤 근육(햄스트링) 풀기

풀러 도구의 약간 뾰족한 부분으로 햄스트링 부위 여기저기를 눌러보아서 아픈 지점마다 가로로 대고, 지그시 누른 다음에 좌우로 가볍게 문지르면서 잘 풀어줍니다. 이렇게 양쪽을 번갈아 가면서 꼭꼭 눌러서 잘 풀어줍니다.

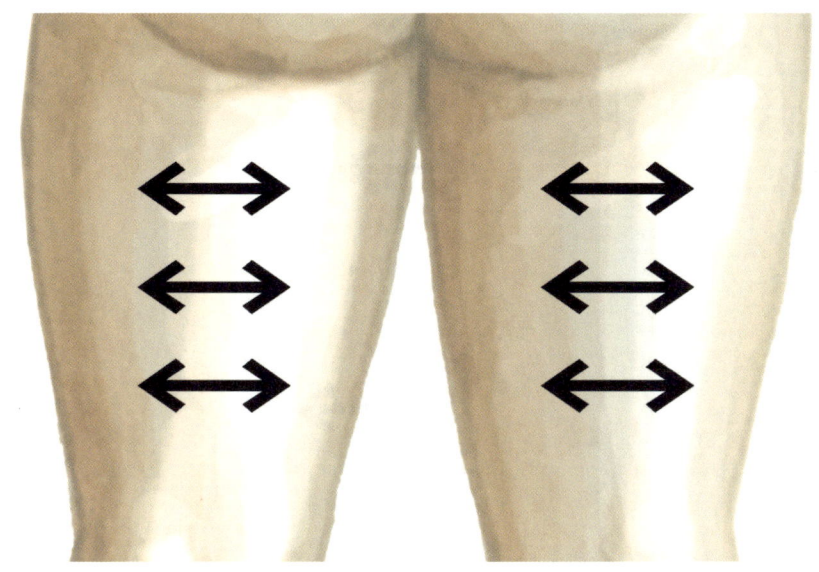

그림 2-23 **햄스트링 풀기**

허리와 다리는 서로 밀접하게 연결되어 있어서, 허리를 삐끗하거나 평소에 허리가 잘 아프면 이곳이 단단하게 뭉쳐있는 경우가 많습니다. 운동선수들이 많이 다치는 곳 중의 하나도 바로 이 햄스트링입니다. 이곳을 잘 풀어주면 요통의 치료와 예방은 물론이고, 허리와 다리의 놀림도 훨씬 좋아집니다.

15) 오금, 종아리 근육 풀기

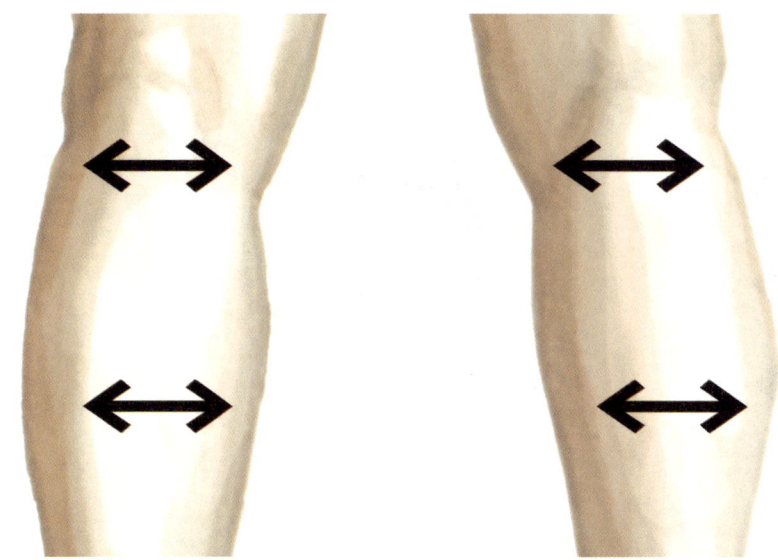

그림 2-24 **오금, 종아리 근육 풀기**

풀러 도구의 약간 뾰족한 부분으로 오금과 종아리 주위 여기저기를 눌러보아서 아픈 지점마다 가로로 대고, 지그시 누른 다음에 좌우로 가볍게 문지르면서 잘 풀어줍니다. 이렇게 양쪽을 번갈아 가면서 꼭꼭 눌러서 잘 풀어줍니다.

허리를 자주 삐거나, 평소 허리가 잘 아픈 사람은 이곳을 누르면 매우 아파하는 게 보통입니다. 특히 자다가 다리에 쥐가 잘 나는 사람이라면, 오금 부위와 종아리 근육을 반드시 풀어주어야 합니다. 그러면 좋은 효과가 있습니다.

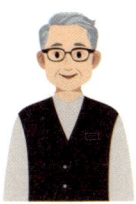 오금과 종아리를 풀어주면 다리에 쥐가 나는 경우에 도움이 됩니다.

여기서 유의해야 할 사항이 하나 있습니다. 당연한 이야기지만, 좌측 허리가 많이 아프다면 좌측을 더 잘 풀어주어야 하고, 우측이 아프다면 우측을 더 잘 풀어주어야 합니다.

이렇게 배와 허리 엉덩이 다리 근육을 꼭꼭 눌러서 잘 풀어주면, 그토록 심하던 통증이 많이 사라진 것을 느끼실 수 있을 것입니다. 아주 심각한 경우가 아니라면, 아마도 통증이 어느 정도 사라져 가는 것을 확인할 수 있습니다. 간단한 방법으로 당장 큰 통증만 없어져도 대만족입니다. 활동하기가 훨씬 편해지고, 한시름 놓이기 때문입니다. 그 이후, 허리에다 온습포(온찜질팩)를 대주면서, 휴식을 충분히 취하도록 하면 됩니다.

배, 허리, 종아리를 포함한 지금까지의 응급 치료법은 갑자기 허리를 삐끗하거나, 무리해서 허리가 심하게 아플 때, 누구나 집에서 요긴하게 써먹을 수 있는 아주 좋은 방법입니다. 그뿐만아니라 평소에 허리가 안 좋아서 조금만 활동해도 허리가 자주 아프고, 허리 디스크나 협착증, 좌골신경통 등으로 고생하는 때도 많은 도움이 되는 치료법이니 두루 응용해 보시기 바랍니다. 물론 한두 번 해서는 만족할 만큼 효과를 볼 수 없으므로, 나을 때까지 꾸준히 하셔야 합니다.

16) 넓적다리 안쪽 근육 풀기

허리를 삐끗했거나 만성적으로 요통이 있어서, 위에서 소개한 치료법을 잘 따라 했는데도 불구하고 조금 좋아지기는 했으나 크게 호전 반응이 없을 경우가 간혹 있습니다. 혹은 좋아졌다가도 자주 재발하는 때도 있을 수 있습니다.

그럴 때는 지금까지의 치료 방법을 꾸준히 시행함과 동시에, 넓적다리 안쪽에 모여 있는 근육에 관심을 가지고 풀어야 합니다. 사람에 따라서는 이 부분 근육이 허리 통증과 연결되는 경우가 있습니다. 이 부분을 풀어 통증을 줄인 사례도 있습니다.

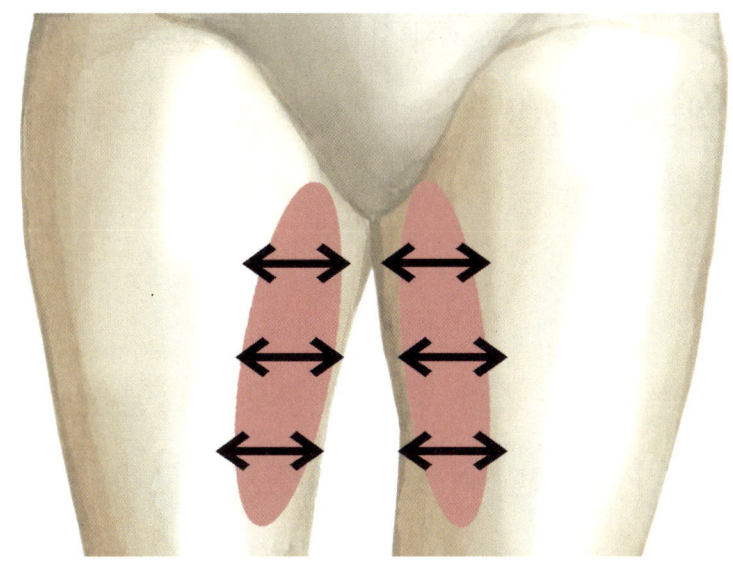

그림 2-25 **넓적다리 안쪽 근육 풀기**

넓적다리 안쪽에 모여 있는 근육을 내전근(모음근)이라고 합니다. 모음근은 우리가 자세를 바르게 유지하고 건강한 다리를 만드는 데 중요한 역할을 하고 있습니다. 만일 모음근이 뭉치고 굳어져서 자세가 바르지 않게 되면, 허리와 골반에까지 영향을 미쳐서 요통이 발생하게 됩니다. 그리고 등이 굽어지거나 다리가 벌어지게 됩니다.

이 넓적다리 부위 안쪽의 모음근을 만져 봐서 딱딱하게 굳어있고 아프다고 한다면 만성적인 요통이나 무릎 관절통, 그리고 여성의 경우 생리통이 발병할 확률이 높습니다. 그러므로 이 부위를 잘 풀어주어야 합니다. 장, 노년층이라면 스쾃(스쿼트) 운동

골반통

등을 꾸준히 해서 이 근육이 약해지지 않도록 신경을 써야 합니다. 그렇지 않으면 허리와 골반 근육이 약해져서 요통이 잘 발생하게 됩니다.

무릎 뒤에서부터 하복부 쪽으로 뻗어있는 여러 혈관과 림프관, 그리고 신경들은 모두가 넓적다리 안쪽에 있는 모음근의 보호를 받고 있습니다. 이 모음근이 뭉치거나 딱딱하게 굳으면 혈액과 림프 순환 그리고 신경 순환이 잘되지 않고 정체되어서, 요통과 무릎 관절통, 골반통을 잘 유발하게 됩니다.

요통은 단순히 근육과 인대만의 문제가 아니라, 하체의 혈액과 림프가 잘 순환이 되지 않고 정체되어서 오는 경우도 많습니다. 특히 종일 앉아서 일하는 직장인들에게 많이 올 수 있습니다. 따라서 허리와 골반의 순환을 좋게 하려면, 평소에 모음근과 서혜부(사타구니 부위)가 굳어지지 않도록 스쿼트 같은 운동으로 잘 풀어주는 것이 중요합니다.

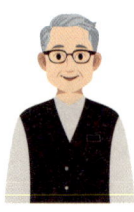

허벅지 안쪽 근육이 뭉쳐 있으면 무릎이나 허리 통증의 원인이 되기도 합니다.

4. 허리 삐었을 때의 주의 사항

허리를 삐끗하면 통증이 사라질 때까지 가능한 활동을 삼가고 누워서 안정을 취하는 게 좋습니다. 똑바로 누울 경우, 무릎을 굽히거나 다리를 높여서 허리가 눌리지 않도록 편한 자세를 취하는 게 좋습니다. 통증 정도에 따라서 1~2일 정도는 충분히 쉬는 것이 좋고, 완전히 회복되는 데까지는 보통 2주 이상 걸리므로, 그때까지 무리하지 않도록 해야 합니다. 통증을 억지로 참으며 계속 활동을 하면 증상이 악화될 수 있습니다.

허리를 굽혔다 펴는 동작을 특히 조심해야 하고, 허리를 숙이는 동작은 가능한 피하는 게 좋습니다. 무거운 물건을 들지 않도록 하고, 바닥에 떨어진 물건은 허리를 숙이지 말고 앉아서 줍는 게 좋습니다. 바닥에 앉는 것보다 의자나 소파에 앉는 것이 좋으며, 바닥에 앉아야 할 때도 양반다리나 쪼그려 앉는 자세는 가능한 피하는 게 좋습니다.

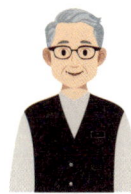

허리를 삐었을 때는 허리를 숙이거나 바닥에 앉지 않는 게 좋습니다.

대부분의 급성 요추염좌(삐끗 허리)는 적절히 대처하기만 하면 약 3~7일간의 급성기를 지나면서 극심한 통증이 서서히 가라앉고, 2~3주 이내에 자연히 호전될 가능성이 큽니다. 따라서 충분히 휴식을 취하면서, 지금까지의 설명대로 응급 치료를 하는 것이 중요합니다. 하지만 적절히 대처했음에도 불구하고 일주일 넘게 심한 통증이 계속된다면, 전문 병원이나 한의원에 가 보시는 게 좋습니다.

　허리가 완전히 좋아질 때까지는 가능한 한 적게 먹는 것이 좋으며, 특히 체하지 않도록 주의해야 합니다. 속만 편해져도 허리 통증은 많이 줄어듭니다. 과식이나 야식 등은 절대 금물입니다. 그래야 배의 압력이 줄어들고, 허리도 편하게 됩니다. 또한 찬 음식이나 찬 물이나 음료수는 가능한 피하도록 해야 합니다. 그렇지 않으면 허리 근육을 긴장시켜서 통증이 지속됩니다.

　요통은 과식이나 과음 등으로 인해 배 안에 가스가 차서 허리 근육을 압박함으로써 많이 생깁니다. 거기다가 찬 음식이나 찬 물 찬 음료수를 즐겨 먹으면 혈액순환도 나빠지고 허리 근육을 굳게 만들어서 요통을 더 잘 유발합니다. 그러므로 평소에 가능한 과음과 과식을 피하고, 찬 것을 많이 먹지 않도록 주의해야 합니다. 그리고 생강차나 계피차 대추차 등을 마시며 항상 배를 따뜻하게 하는 것이 좋습니다.

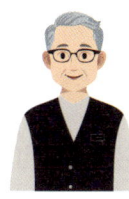

> 허리에 통증이 있을 때에는 과식을 피하고 조금만 먹는 게 좋습니다.

갑자기 허리에 무리를 주는 동작은 피해야 하고, 평소보다 신체활동을 더 해야 하는 상황이라면 스트레칭(신체 부위의 근육이나, 건, 인대 등을 늘여주는 운동)을 충분히 해야 합니다. 또한 평소 올바른 자세를 유지하며, 운동으로 꾸준히 허리 근육을 강화하고 유연성을 기르면 허리 통증을 예방할 수 있습니다. 과체중인 상태에서 바르지 않은 자세로 오래 앉아있어도 허리 통증이 쉽게 발생하므로 평소 적정 체중을 유지하는 게 중요합니다.

특히 척추 관절과 그 주변의 근육들이 약해진 경우와, 허리와 연관된 다른 근육들과 인대가 노화된 경우에는 허리를 쉽게 삐고 통증도 오래갑니다. 그러므로 회복이 더디거나 허리를 삐끗하는 일이 자주 반복적으로 발생할 경우, 또 허리뿐 아니라 다른 부위의 통증이 함께 나타날 때는 전문가에게 진료를 받아보시는 것이 좋습니다.

이런 상황일 때는 바로 병원으로

다음과 같은 증상들이 나타날 때는 아주 위급한 상황이므로 지체하지 말고 신속하게 대처해야 합니다. 단순한 요추 염좌가 아니라 디스크 파열 등이 의심되는 심각한 상황이기 때문에, 처음부터 바로 큰 병원으로 옮겨서 전문적인 치료를 받도록 해야 합니다. 그렇지 않으면 커다란 문제가 생길 수 있습니다.

- 허리가 몹시 아프면서 다리에 힘이 풀려서 잘 걷지 못할 때
- 다리에 감각이 없어져서 꼬집어도 아픔을 잘 느끼지 못할 때
- 배변 조절 기능이 약해져서 대변과 소변이 저절로 새어 나올 때

5. 평소 허리가 자주 아픈 만성 요통

평소에 허리가 약해서 조금만 힘을 쓰거나 무리해도 뻐근하게 잘 아픈 것을 만성 요통이라고 합니다. 요즘 허리가 아프다는 사람들이 참 많습니다. 걸핏하면 허리 디스크다, 협착증이다 하면서 치료를 받으러 다니는데, 생각만큼 치료가 잘되지 않아서 여기저기 병원을 순례하는 예도 많이 봅니다. 그리고 아무 원인이 없는 경우도 많습니다.

한 조사에 의하면, 아무리 검사를 해봐도 원인을 발견할 수 없는 요통, 다시 말해서 의학적으로 볼 때 확실한 원인을 찾을 수 없는 '비특이적 요통'이 전체 요통 환자의 85%나 된다고 합니다. 그래서 만성적인 허리 통증은 본래 치료가 잘 안되고, 치료 방법도 없다고 이야기하는 사람도 있습니다.

이렇게 허리 병이 늘어나고 있는 가장 커다란 원인은 사람들이 허리에 도움이 되는 운동은 거의 하지 않고, 대부분 온종일 앉아서 생활하다시피 하기 때문입니다. 현대인들은 예전에 비해 허리가 많이 약하고 부실합니다. 직장인들에게 흔한 일자목과 거북목도 요통의 커다란 요인이 되기도 합니다.

과로와 스트레스와 수면 부족에 시달리고, 각종 오염물질과 공해 때문에 면역력과 저항력이 약해진 데다, 몸에 좋지 않은 인스턴트식품을 많이 먹어서 전반적으로 근육의 상태가 나빠진 것도 주요 원인일 것입니다. 특히 스트레스를 많이 받으면 무의식중에 근육이 긴장하고, 지속적인 근육 긴장은 통증을 일으키고, 통증이 또다시 스트레스를 낳는 악순환을 되풀이하게 됩니다.

이처럼 요통은 전체적인 건강 상태와 밀접한 관계가 있습니다. 한마디로 말해서 올바른 섭생과 건강 관리를 제대로 하지 못했기 때문입니다. 이런저런 원인이 오래 동안 쌓인 채 시간이 지나면 허리 통증이 만성으로 진행됩니다. 따라서 건강한 허리를 원한다면, 평상시 건강 관리에 신경을 써야 합니다.

만성 요통의 치료법

만성 요통

특별한 원인 없이 허리가 자주 아픈 만성 요통을 치료하는 방법도 허리가 갑자기 아플 때의 치료법과 같습니다. 급성이든 만성이든 치료법은 크게 다르지 않습니다. 전반적으로 건강 상태를 증진하려는 노력과 함께, 배와 허리를 차례로 잘 풀어주고, 이를 꾸준히 되풀이해서 실천하면 만성적인 요통도 점차로 호전됩니다. **근육 풀러 요법**에 입각한 이 치료법은 어떤 요통이든 다 기본적으로 적용할 수 있는 쉽고 빠른 방법입니다. 하지만 증상이 심할 때는 반드시 병원 치료와 병행하셔야 합니다.

근육 풀러 요법에 따른 치료 외에 허리에 습포나 온열기기 등으로 따뜻하게 찜질을 자주 해주면 더욱 좋습니다. 허리 근육을 튼튼하게 하는 운동법은, 요즘 유튜브에서 찾아보면 됩니다. 자기에게 맞는 운동법을 골라서 꾸준히 하시면 됩니다. 이 책에서는 가장 기본적이면서 효과가 뛰어난 운동법 3가지를 간략하게 정리해서 말씀드리도록 하겠습니다. (아래 '허리에 좋은 운동법' 부분 참조)

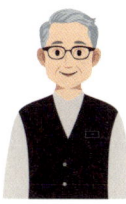

만성요통 치료는 허리 통증 풀러 치료와 온찜질, 운동을 병행하면 좋습니다.

6. 허리 디스크, 협착증, 좌골신경통으로 아픈 경우

정상적인 사람의 경우, 허리뼈는 충격을 완화하기 위해서 수직으로 직선보다는 약간 앞쪽으로 부드럽게 휘어져 있습니다. 이를 척추 전만(척추가 앞으로 굽음)이라고 합니다. 특히 2, 3번 허리뼈의 적절한 전만은 건강의 척도라고 할 만큼 중요합니다.(뼈의 번호는 허리 풀러의 그림 참조) 또한 4, 5번 허리뼈는 허리 전체의 무게를 감당하고 있는 만큼, 이곳의 전만에 문제가 생기면 요통이 많이 발생합니다.

평소에 자세가 좋지 않거나, 나이가 들면서 디스크에 퇴행성 변화가 생기거나, 척추를 형성하는 조직에 노화가 이루어지면, 허리뼈가 빨래판 모양으로 평평해지거나, 뒤로 약간 돌출하게 되는 데 이를 척추 후만(뒤로 굽음)이라고 합니다. 척추후만은 그만큼 허리가 많이 나빠진 상태를 의미합니다. 따라서 디스크 증상뿐만 아니라 협착증, 좌골신경통, 만성적인 요통 등을 잘 유발합니다.

허리뼈가 적절한 전만을 유지하고 있을 때, 디스크 상태가 가장 안정적입니다. 전만이 너무 과도해도 좋지 않지만, 흔한 경우는 아닙니다. 척추 후만이 되면 요추 사이에 들어있는 디스크의 가운데 들어있는 수핵이 잘 빠져나오게 됩니다. 이것이 주변에 있는 신경을 눌러서 통증이 발생하는데, 이를 흔히 허리 디스크라고 합니다. 정식 병명은 허리뼈 추간판 탈출증입니다. 주로 허리보다는 다리에 저린 증상이 나타나지만, 허리에 통증이 오는 때도 있습니다.

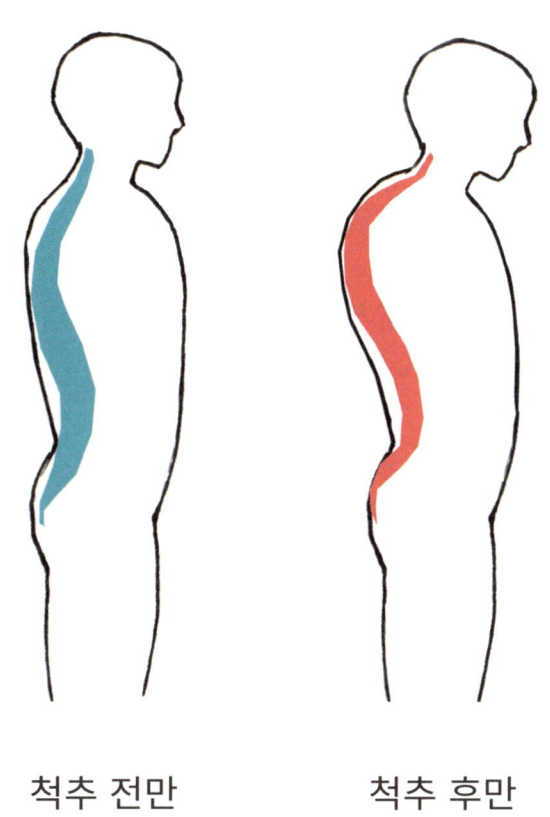

척추 전만   척추 후만

그림 2-26 **척추 전만과 후만 모습**

물론 척추 후만이 되지 않더라도 척추 디스크 증세가 잘 발생

요추후만

할 수 있지만, 연세가 드시면서 나타나는 허리 디스크 증상을 살펴보면 대부분 허리뼈가 후만이 되어서 오는 걸 볼 수 있습니다. 척추 후만은 그림에서 처럼 등 부분의 척추가 등 바깥쪽으로 휘어져 나온 것을 말합니다. 척추가 후만이 되면 신경이 빠져나오는 구멍이 좁아져서, 신경 다발들을 압박하기 때문에 요통과 함께 엉치와 다리가 몹시 저린 증상이 생기는데, 이를 척추관 협착증이라고 합니다.

엉덩이 아래를 지나는 굵은 신경인 좌골신경이 근육에 달라붙어 다리가 저린 증상을 좌골신경통이라고 하는데, 허리 디스크나 협착증(관이 좁아지는 질병)이 있을 때 대부분 함께 오기 때문에 구태여 따로 구분할 필요는 없습니다. 척추 협착증과 좌골신경통은 나이 들어가며 나타나는 비율이 높아져, 일종의 노화 질병이라고 할 수 있습니다.

노인 중에서 조금만 걸어도 다리가 저리고 힘이 빠져서 주저앉고 싶은 분들은 척추관 협착증을 의심할 수 있습니다. 협착증이 있다고 누구나 통증을 느끼는 것은 아닙니다. 그리고 협착증은 불치가 아니며, 관리하기에 따라서 얼마든지 호전될 수 있습니다. 책에서 제시하는 풀러 요법과 자신에게 맞는 운동을 함께 하면 좋아질 수 있습니다.

좌골신경통 : 좌골신경은 허벅지 바깥쪽, 종아리의 바깥쪽과 뒤쪽, 그리고 발목 안쪽 복숭아뼈 주변을 제외한 발의 거의 모든 부분의 감각을 지배합니다. 좌골신경이 손상되어 나타나는 통증이 좌골신경통입니다. 좌골신경통은 요통(腰痛)과 서로 혼동되어 쓰이는 경우가 있지만, 요통은 허리에 국한되어 아픈 경우를 말하고, 좌골신경통은 허리나 엉덩이에서 시작하여 다리로 뻗치듯이 아픈 것을 말합니다.

허리 디스크나 협착증이 생겼다는 것은 곧 허리뼈와 골반 주변 근육과 인대에 커다란 문제가 생겼다는 걸 의미합니다. 근육과 인대가 튼튼하고 정상적으로 작동하면 디스크나 협착증은 잘 나타나지 않으며, 설령 디스크 수핵이 빠져나왔더라도 점차 들어갈 수 있습니다.

허리 디스크, 협착증, 좌골신경통 - 치료법

치료법은 앞에서 말씀드린 허리 통증 치료법과 같습니다. 배와 허리를 차례로 잘 풀어주고 이를 꾸준히 실천하면 점차 호전됩니다. 이는 어떤 요통이나 협착증, 좌골신경통에도 다 적용할 수 있는 가장 기본적이고도 효과적인 치료법입니다. 단, 디스크와 협착증, 그리고 좌골신경통은 워낙 상태가 심한 증상이므로 끈기를 가지고 꾸준히 시행해야 효과를 볼 수 있습니다.

거기에다가 디스크나 협착증, 좌골신경통이 있을 때는 집중 치료 해줘야 하는 부분이 있습니다. 앞의 '4) 배꼽 양쪽 부위 풀기'입니다. 먼저 환자가 눕게 한 뒤에, 배꼽 양 쪽 2~3cm 되는 곳을 위아래로 깊숙이 꼭꼭 눌러봅니다. 그러면 유난히 아픈 곳이 있을 것입니다. 대부분 우측 다리가 저리면 배꼽 우측 깊은 곳이 아프고, 좌측 다리가 저리면 배꼽 좌측 깊은 곳이 아픕니다. 간혹 배꼽 양쪽이 다 아프기도 합니다. 이렇게 아픈 곳을 찾아서 집중적으로 풀어주면 통증 완화에 효과가 아주 좋습니다.

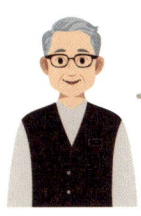

> 허리 디스크, 협착증, 좌골신경통에는 허리 풀러 요법과 배꼽 양쪽 치료를 병행하면 좋습니다.

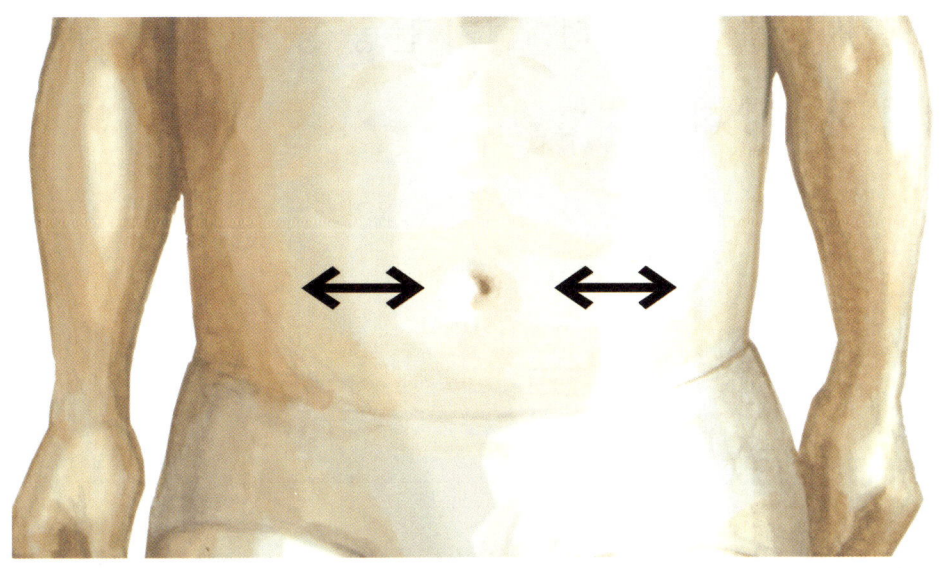

그림 2-27 **배꼽 왼쪽과 오른쪽의 깊은 곳 근육 풀기**

노화로 인해서 척추뼈가 많이 약해지고 망가졌거나, 주변 근육과 인대들이 많이 약해졌거나, 관절이 많이 닳고 염증도 많아지는 퇴행성관절염이 있거나, 성인병 등으로 전신의 건강 상태가 좋지 않을 때는, 부족한 부분을 치료하고 약한 곳을 충분히 보충해 주어야 합니다. 다만, 회복되기까지 시간이 오래 걸리는 점을 염두에 두어야 합니다.

노화 관련 통증은 몸 전체의 건강 상태가 매우 좋지 않고, 근육이 많이 약해져 있는 상태가 주요 원인 입니다. 전반적인 건강관리와 함께 허리 강화 운동을 꾸준히 해서 허리 근육을 튼튼하게 해야 통증도 개선되고 재발을 방지할 수 있습니다. 체질과 증상에 맞는 한약을 드시기를 권합니다. 걷기 운동 등 자신에게 알맞은 운동을 찾아서 꾸준히 하기 바랍니다.

허리는 몸의 중심이자 기둥

허리는 몸통을 위아래로 지탱하고 있는 몸의 중심이자 기둥입니다. 허리가 튼튼해야 상체와 하체도 균형을 잡고, 올바른 자세를 유지하며 건강하게 움직일 수 있습니다. 팔다리 힘도 허리에서 나온다고 할 수 있습니다. 그리고 허리뼈 안에는 중요한 중추 신경인 척수가 통신 케이블처럼 지나가고 있고, 뼈 사이로는 중요한 신경 다발들이 빠져나와서 내장기관과 근육을 관장하고 있습니다.

이렇게 중요한 허리가 안 좋다는 것은 곧 건강 전반에 대해 빨간 경고등이 켜졌다는 것을 의미합니다. 허리 병은 단지 허리만의 문제가 아니라, 과로나 과음, 과식과 폭식, 패스트푸드 위주의 잘못된 식생활 습관, 영양 부족, 혈액과 림프 순환의 장애, 과도한 스트레스, 수면 부족 등 전신의 건강 상태와 밀접한 관계가 있습니다. 허리를 괴롭히는 요인은 이렇게 다양합니다. 그래서 허리만 보지 말고, 전체적인 관점에서 보아야 합니다.

허리가 아프면 정말로 힘들고 짜증이 납니다. 할 일은 이것저것 잔뜩 쌓였는데 누가 대신 해줄 리는 만무하고, 마음은 조급하지만 몸은 조금만 움직여도 아파서 잘 따라주지 않고, 평소에 일상적으로 해오던 이런저런 활동들도 자연히 줄어들게 되고, 그러다 보면 점차 의기소침해지면서 삶의 질도 크게 떨어지기 마련입니다. 사람에 따라 다르겠지만, 심하면 우울증이 올 수도 있습니다. 이렇듯 몸뿐만 아니라 우리의 삶도 허리를 중심축으로 해서 돌아가고 있습니다. 그래서 허리가 무너지면 삶도 무너지기 마련입니다.

다양한 허리 병(요통)의 종류

우리를 괴롭히는 허리 병의 종류는 참으로 다양합니다. 갑자기 삐끗해서 생기는 급성 요추 염좌, 자주 뻐근하게 아픈 만성 요통, 허리뼈가 좌우 옆으로 휘는 척추 측만증, 추간판에 문제가 생겨서 오는 허리 디스크, 노화로 척추관이 좁아져서 오는 척추관 협착증, 골다공증이나 척추뼈의 노화로 인한 퇴행성 척추증, 내과나 산부인과 질환에서 오는 내장기성 요통, 뚜렷한 원인을 찾기 어려운 근막동통증후군, 낫기 힘든 좌골신경통--- 등등 종류가 매우 많습니다.

개인차도 심한 편입니다. 사람에 따라서 통증을 느끼는 정도도 각각 다르고, 나타나는 증상의 양상도 매우 다양하기 때문입니다. 검사에서 아무런 이상이 없는데도 불구하고 극심한 통증을 호소하는가 하면, 분명히 이상이 있는데도 전혀 통증을 느끼지 못하는 경우도 흔합니다. 심지어는 수술을 깨끗하게 잘한 뒤에도 통증이 계속되는 '실패한 척추수술증후군'이라는 병조차 있을 정도입니다.

요통은 증상도 다양하고 원인도 복잡하기 때문에 치료하기가 참 어렵습니다. 어느 유명한 교수님은 '요통은 대부분 허리 디스크에서 온다!'고 주장합니다. 요통을 일으키는 원인은 수없이 많지만, 결국은 척추 추간판, 즉 허리 디스크에 영향을 주어서 통증이 발생한다는 이야기입니다.

하지만 디스크와의 연관성을 거론하기 이전에, 척추뼈를 움직이는 근육과 인대를 먼저 살펴보는 것이 순서일 것입니다. 똑같이 나이가 들어서 디스크가 다 닳았다 할지라도, 어떤 분은 아주 멀쩡하고, 또 어떤 분은 무척 아파하는 걸 보면, 디스크보다는 근육과 인대가 더 중요하다는 걸 알 수 있습니다.

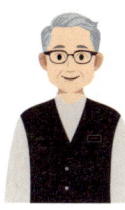

허리 통증은 디스크뿐 아니라 근육과 인대가 더 많은 영향을 미칠 수 있습니다.

통계에 의하면, 거의 모든 인간이 평생에 한두 번 이상 심한 요통을 경험한다고 합니다. 그만큼 흔한 증상이면서도, 일단 발생하면 무척이나 우리를 괴롭히는 아주 고약한 증상입니다. 허리를 삐끗해서 생긴 염좌나, 허리 디스크와 척추관 협착증 같은 증상은 인간이 직립보행을 하면서부터 생긴 병으로, 두 발로 걷는 우리 인간들의 척추가 약간 S(에스)자로 휘어진 이상 피할 수 없는 숙명입니다.

요통은 대체로 허리의 과도한 사용이나 운동 부족, 그리고 노화에 의해서 생깁니다. 대부분 척추뼈와 골반뼈를 둘러싸고 있는 복잡한 근육들과 인대, 힘줄 그리고 근막 등이 뭉치거나 뒤틀리거나 손상을 입어서 유착되고, 염증도 생겨서 통증을 유발하고, 근육 사이를 지나는 신경과 혈관들이 눌려서 발생하는 것으로 알려져 있습니다. 그리고 허리 이외에도 내과 질환이나 산부인과 문제로 인해서 발생하는 때도 종종 있습니다.

    하지만 그런 것은 어디까지나 표면적인 이유일 뿐이고, 잘못된 자세와 좋지 않은 식생활 습관, 부족한 수면 상태, 과도한 스트레스나 우울증, 과로 등이 근본 원인입니다. 또한 우리 몸을 국가에 비유하자면, 허리는 중산층에 해당합니다. 어느 나라고 중산층이 튼튼해야 국가가 건강해집니다.

7. 허리 병과 생활 습관

과음 과식 등으로 인해 배에 가스가 많이 차고, 복강 내 압력이 높아져 있을 때

배에 가스가 많이 차서 복강 안의 압력이 지나치게 높아지게 되면, 자연히 배 둘레와 허리 주변을 감싸고 있는 근육에 과도한 자극을 주게 됩니다. 또한 배 안에 노폐물이 많이 쌓이면, 장이 허리 근육에 들러붙어서 부담을 주게 됩니다. 이러한 자극이 계속되면 근육들이 긴장해서 뭉치고 굳어지게 되어 요통이 잘생길 수 있습니다.

과로와 스트레스가 쌓여서, 몸과 마음이 몹시 지치고 피로가 누적됐을 때

피로와 스트레스가 누적되면 체력이 저하되고, 결국 근육도 약해지게 마련입니다. 근육이 약해졌음에도 불구하고 충분한 휴식 없이 활동량과 작업 강도가 평소와 같이 지속된다면, 이를 견디지 못한 근육이 단단히 뭉쳐서 마침내 요통이 발생하게 됩니다. 또 스트레스가 많이 쌓이면 등과 허리 근육이 과도하게 긴장해서 잘 뭉치게 되고, 또한 세로토닌의 분비가 줄어서 통증을 잘 느끼게 됩니다.

추위나 차가운 곳에 자주 노출되거나, 찬 음식을 많이 먹어서 배가 냉할 때

몸이 차다는 것은 그만큼 전신의 혈액순환과 림프순환이 잘 되지 않는다는 것을 의미합니다. 그렇게 되면 근육들도 잘 뭉쳐서 통증이 발생할 수 있습니다. 그리고 복강 안에는 인체에서 체온이 가장 높은 곳입니다. 그만큼 각종 대사기능이 활발하게 일어나는 곳입니다. 그런데 찬 음식을 지나치게 많이 먹어서 배가 차게 되면, 이런 대사기능들이 저하되어서 근육도 움츠러들고 단단하게 뭉쳐서 신경을 압박하므로 요통이 발생하기 쉽습니다.

앉거나 서 있는 자세가 좋지 않거나, 한 자세를 오래 취해서 과부하가 걸렸을 때

자세가 바르지 않으면 척추와 골반도 그만큼 틀어지고, 심하면 나중에 척추가 크게 휘는 측만증까지 생기게 됩니다. 이처럼 바른 자세의 중요성은 아무리 강조해도 지나치지 않습니다. 하지만 우리는 무의식중에 삐딱하게 앉거나, 다리를 꼬거나, 허리를 구부리고 앉는 등 불량한 자세를 취하기가 일쑤입니다. 또한 현대인들은 대부분 하루 종일 의자에 앉아서 일을 해서 허리에 부하가 걸리기 쉬워 통증으로 이어집니다.

운동 부족이나 노화 등으로 인해 허리뼈와 근육과 인대가 약해져 있을 때

우리 인체를 지탱하는 데 핵심이 되는 근육을 중심(코어) 근육이라고 합니다. 척추를 지탱하고 있는 척추세움근, 골반 주위와 허리뼈를 감싸고 있는 근육들, 배를 감싸고 있는 근육들이 여기에 해당합니다. 이런 중심이 되는 근육들이 과로나 운동 부족, 노화 등으로 인해서 약해지면, 몸의 균형이 무너지면서 자연히 허리와 등에 통증이 잘 발생하게 되며, 기타 여러 가지 증상들을 생기게 합니다.

허리를 지탱하는 코어(중심) 근육

요통을 예방하고 허리를 튼튼하게 하기 위해서는 무엇보다도 올바른 식생활과 적절한 운동 그리고 충분한 수면 등 섭생을 잘 하는 것이 중요합니다. 이와 함께 허리 주변의 근육과 인대를 강화하는 운동을 꾸준히 하는 것이 필요합니다. 근육과 인대가 약해지면 척추가 불안정하고 흔들려서 만성적인 요통이 잘 발생하며, 디스크 안의 수핵이 잘 돌출되어서 고질적인 허리 디스크 병이 되기 쉽습니다.

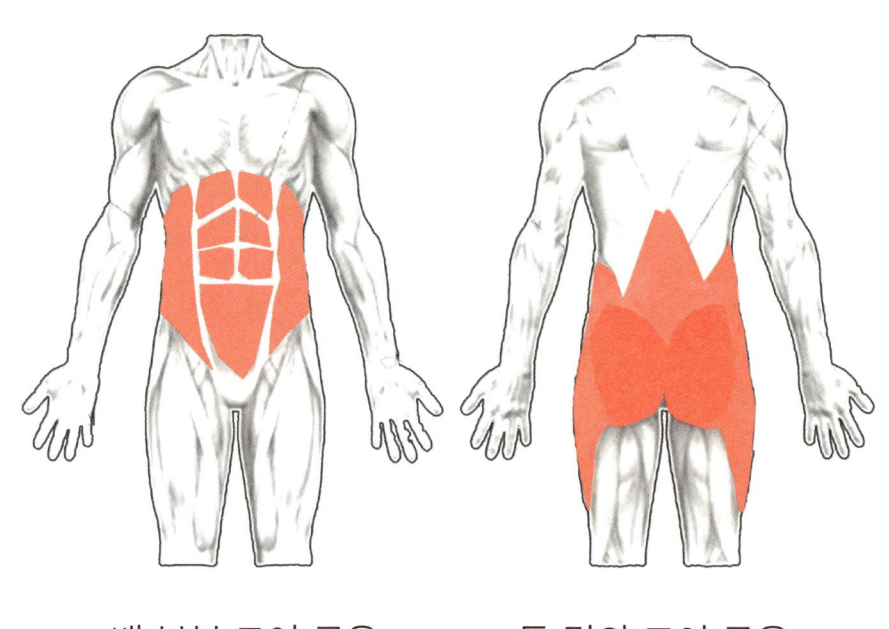

배 부분 코어 근육　　　등 밑의 코어 근육

그림 2- 28 **코어 근육**

허리 움직임에 관여하는 근육들은 많이 있지만, 허리를 지탱해주는 코어(중심) 근육은 다음과 같이 크게 네 부분으로 나누어 볼 수 있습니다. 숨을 들이마시고 내쉴 때 작용하는 횡격막, 골반과 항문 등을 받쳐주는 근육, 배에 있는 근육(복직근과 외복사근 그리고 가장 깊은 곳에 있는 복횡근) 그리고 허리뼈 옆에서 허리뼈를 곧게 잡아주고 굴곡 신전 회전을 수행하는 척추 세움근 등입니다.

특히 횡격막이 긴장되면, 이곳을 통과하는 식도와 대동맥 등 중요한 혈관들도 긴장되고 영향을 받기 때문에, 건강에 아주 좋지 않은 영향을 미치게 됩니다. 또한 배 근육의 긴장을 유발해서 요통도 잘 발생하게 됩니다. 이처럼 중요한 횡격막의 긴장을 풀어주고 튼튼하게 하기 위해서는 복식호흡 및 복근운동을 꾸준히 하는 것이 좋습니다. 그리고 위에서 설명한 대로 명치끝 부분을 자주 부드럽게 눌러서 풀어주는 것도 좋은 방법입니다.

복근과 요통

허리를 치료할 때 간과하기 쉬운 곳이 바로 배 앞쪽에 있는 근육, 복근입니다. 요통 치료에는 배 근육이 매우 중요합니다. 복근의 힘을 우리는 흔히 뱃심이라고 합니다. 복근이 약해서 배에 힘이 없으면, 자연히 허리가 꼬부랑 할머니처럼 굽어지고 요통도 잘 발생하게 됩니다. 그래서 평소에 적당한 운동을 통해 뱃심을 기르는 것이 중요합니다.

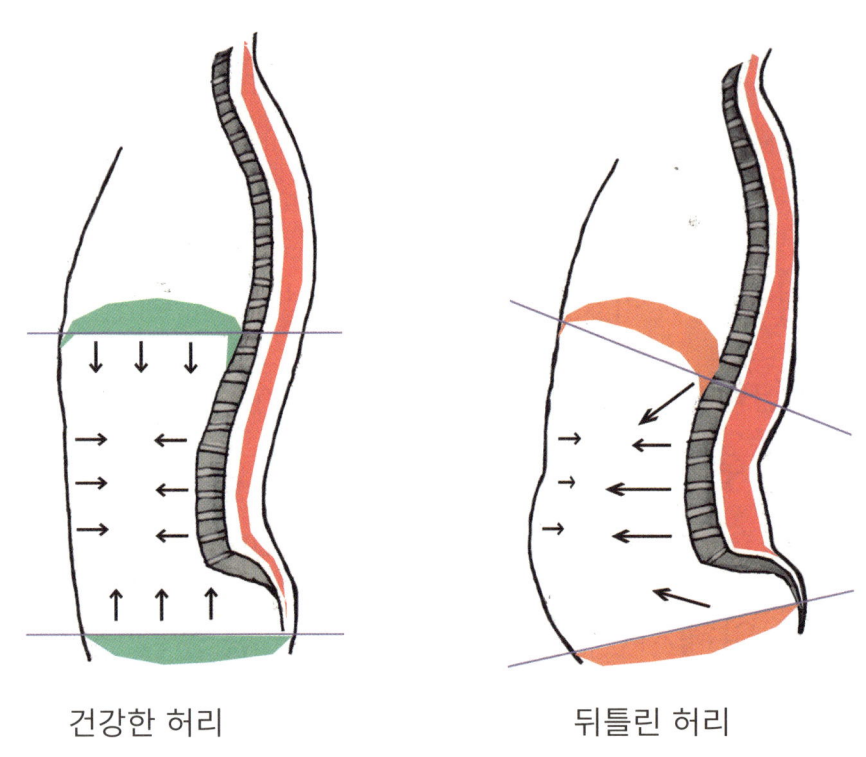

건강한 허리　　　　　　　뒤틀린 허리

그림 2-29 **건강한 허리와 배 vs 뒤틀린 허리와 배**

배의 근육은 십이지장의 기능과 관련된 경우가 많습니다. 음식 알레르기가 있는 사람들은 복직근이 약해져 있기 일쑤입니다. 그리고 반듯이 누워서 고개를 위로 쳐들고 버티게 해보면, 금방 고개를 아래로 떨어뜨리기 시작하는 사람들이 있는데, 이들은 복근이 약한 사람들이며 소화 기능도 약한 경우가 대부분입니다.

옆구리에서 배꼽 쪽으로 비스듬히 경사져 있는 외복사근과 내복사근은 허리를 돌려주는 근육입니다. 이 근육이 약한 사람들은 허리를 이리저리 돌려줄 수 없기 때문에 스키나 테니스를 잘 못하며, 차를 후진하려고 뒤쪽을 쳐다보면 허리가 뻣뻣해지면서 통증이 느껴지게 됩니다. 특히 내복사근에 문제가 있을 때, 골반 아래 사타구니 쪽이 이유 없이 아프기도 하고, 고환 쪽에 통증이 수반되기도 합니다.

복사근을 강화하는 운동은 주로 다리 들어올리기가 대표적입니다. 팔꿈치가 닿도록 팔을 바닥에 대고 누운 상태에서 발을 들어 올리거나, 테이블에 앉은 상태에서 다리를 번갈아 가며 들어 올리는 등 쉽게 할 수 있습니다. 대부분 집에서 쉽게 할 수 있는 운동들이니 유튜브에서 "복사근 운동"으로 검색해서 따라하면 됩니다

복횡근(배가로근) 기르기

허리와 배의 근육은 긴밀하게 연결되어 있어서 허리가 아프면 배 근육에 통증이 옵니다. 배의 통증이 허리 통증으로 연결되기

도 합니다. 평소에 과음이나 과식 등으로 인해 복강 내에 가스가 많이 차고, 기름진 음식과 간편식 등을 많이 섭취해서 노폐물이 많이 쌓이면 배의 근육을 당깁니다. 이렇게 배의 압력이 지나치게 높아지면 연결된 허리 근육을 압박해서 통증을 유발하고, 배와 허리 주변의 근육들을 긴장시켜서 허리 병이 나게 합니다. 그런 까닭으로, 특별히 다치는 등의 특별한 이유 없이 허리가 아픈 경우에는 배를 먼저 다스리고 나서 허리를 다스려야 긴장된 허리 근육들도 잘 풀 수 있습니다.

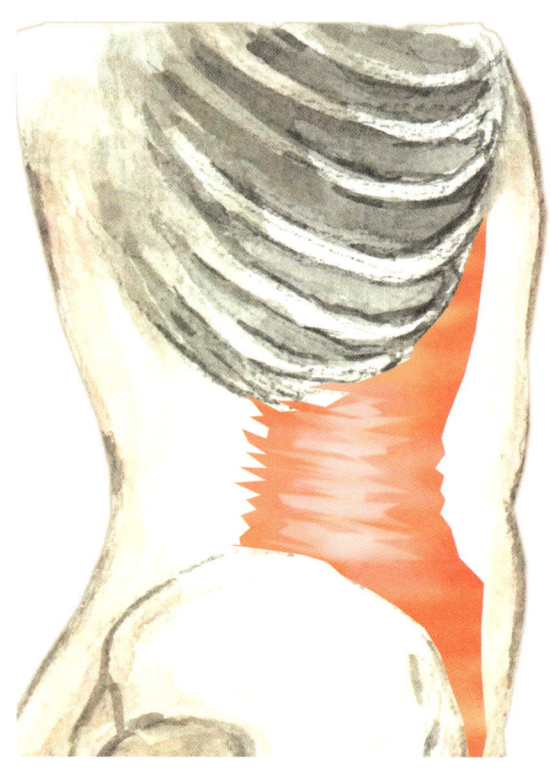

그림 2-30 **복횡근**

복횡근은 우리가 허리를 처음 움직일 때 가장 먼저 작동하는 배 근육입니다. 복횡근은 복강 내(배 내부)의 장기가 밖으로 나오지 않게 막아 주는 역할을 합니다. 배의 압력을 적당하게 유지하며 척추와 몸 중심부에 가해지는 충격을 완화하는 완충작용도 하고, 허리를 구부릴 때도 사용하며, 몸통과 골반의 안정을 유지하는 데 큰 역할을 합니다. 마치 우리 몸의 중심부를 보호하는 코르셋처럼 생겨서, 코르셋 근육이라고 부르기도 합니다.

허리가 약하거나 잘 아픈 사람들은 대부분 복횡근도 약합니다. 복횡근이 약해서 다른 근육들이 이를 대신하게 되면, 중심부의 균형이 무너져서 허리 디스크나 협착증이 잘 오게 됩니다. 그만큼 복횡근과 요통은 밀접한 관계가 있습니다. 허리를 앞으로 구부리면서 아랫배를 손으로 만져 보면, 건강한 사람은 배가 앞으로 잘 나오지 않습니다. 하지만 복횡근이 약한 사람들은 배가 앞으로 나오면서 축 처지는 것을 느낄 수 있습니다.

복횡근이 약한 사람들은 다음과 같은 운동을 하면 좋습니다.

- 편하게 누운 상태에서 무릎을 90도 굽힙니다.
- 배꼽의 양옆에서 아래로 약 10센티 정도 내려온 곳에 두 손

을 모읍니다.

- 숨을 크게 들이마셨다가 내쉬면서 두 손으로 배를 안쪽으로 잔뜩 잡아당긴 후 10초 정도 숨을 멈춥니다.
- 손에 힘을 빼면서 원위치합니다.
- 이와 같은 동작을 10회 천천히 반복합니다.
-

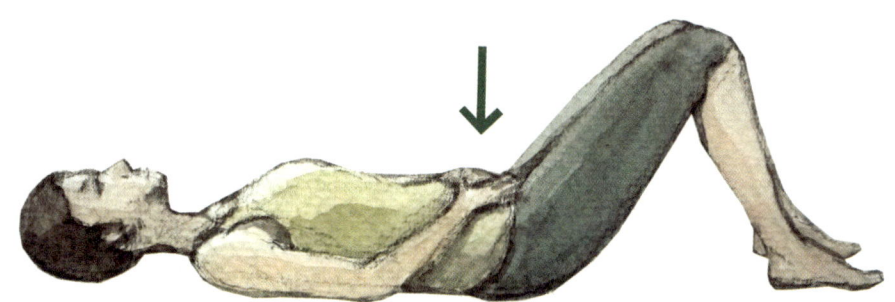

그림 2-31 **복횡근 운동**

그밖에 복횡근을 강화하는 운동으로는 플랭크 운동이나 데드버그 운동 등이 널리 알려져 있습니다. 이외에는 유튜브에서 "복횡근 운동"으로 검색해서 활용하시면 됩니다.

비만, 고지혈증 등으로 피가 탁하고, 노폐물이 많이 쌓여있을 때

우리 몸은 피가 맑고 깨끗해야 산소를 비롯한 각종 영양분이 잘 공급되고, 노폐물이 제거되어서 건강을 유지할 수 있습니다. 근육도 마찬가지입니다. 그런데 비만이나 고지혈증 등으로 인해 순환이 잘 안되어서, 혈액 속에 노폐물이 많거나, 기름기가 잔뜩 끼어서 피가 탁하고 끈적끈적하면, 근육이 제 기능을 발휘하지 못하고 점차 약해지고 굳어져서 통증이 잘 발생하게 됩니다.

8. 허리에 좋은 운동법

허리에 가장 좋은 자세

요통은 잘못된 자세에서 비롯된 경우가 많습니다. 따라서 자세의 중요성은 아무리 강조해도 지나치지 않습니다. 평소에 좋지 않은 자세를 무심코 되풀이해서 취하다 보면, 자연히 척추뼈도 어긋나고 주변의 근육과 인대도 뭉치거나 수축되어 통증이 발생하게 됩니다. 더군다나 현대인들은 대부분 앉아서 생활을 해서, 알게 모르게 허리에 많은 부담을 주면서 살고 있습니다.

그럼 허리에 가장 좋은 자세는 과연 어떤 자세일까요? 불행하게도 허리에 가장 좋은 자세라는 것은 따로 존재하지 않습니다. 인간이 다른 동물들처럼 네발로 기어다니지 않는 이상, 또 현대 문명이 만든 각종 편리한 생활을 포기하지 않는 이상, 그 어떤 자세를 취하더라도 허리에 부담을 주고 긴장을 초래하기 마련입니다. 그리고 심하면 각종 허리 병으로 진행되기도 합니다. 그러나 나쁜 자세는 많습니다. 한쪽으로 삐딱하게 서 있는 자세, 관절에 무리가 되도록 하는 자세, 고개나 몸을 앞으로 수그린 자세 등은 근골계에 아주 좋지 않은 영향을 미칩니다.

나쁘다고 하기 힘든 자세일지라도 한 자세로 오래 있으면 좋지 않습니다. 누워 있거나, 앉아 있거나, 아니면 서 있거나, 어떤 자세를 취하든지를 막론하고 같은 자세로 30분 이상을 계속 유지하면 그때부터 허리 근육에 무리가 가기 시작합니다. 우리는 흔히 어떤 일에 몰두하다보면 자신도 모르게 몇 시간씩 같은 자세를 취하기 일쑤입니다. 허리에 가장 좋은 자세는 끊임없이 자세를 바꾸는 것입니다. 즉 자주 움직이는 것이 허리에 가장 좋습니다.

만일 의자에 앉아서 일이나 공부를 계속 해야 한다면, 30분이 넘기 전에 한 번 일어나서 움직이는 것이 좋습니다. 만일 사정이 있어서 자리를 이동할 수 없다면, 제자리에서라도 일어나서 허리를 쭉 펴고 스트레칭을 해주는 것이 좋습니다. 잠을 잘 때도 몸을 자주 뒤척이면서, 한쪽으로만 치우치지 않도록 해주어야 합니다.

현대인들은 많은 시간을 의자에 앉아서 생활하고 있습니다. 의자에 앉아 있는 자세야말로 허리에 가장 많은 부담을 줍니다. 의자에 앉아 있을 때는 누구나 허리가 구부러지기 쉽습니다. 허리가 구부정해지면 허리뼈의 전만(앞으로 기울어짐)이 사라지면서 디스크 발생 확률이 높아집니다. 따라서 의자에 앉아 있을 때는 허리를 꼿꼿하게 세우는 자세를 습관화하는 것이 좋습니다. 등받이에 머리받이까지 있다면 머리받이에 머리를 대는 것이 좋습니다. 앉은 자세에서 등을 굽혔다가 펴는 운동을 자주 해주는 것도 좋습니다.

인간의 뼈와 근육은 쓰지 않으면 퇴화하기 마련입니다. 기계와 마찬가지로 인체도 지나치게 혹사해서는 안 되지만, 너무 편안하게 살려고만 하고 잘 사용하지 않으면 퇴행 현상을 불러와 위축되는 결과를 초래하게 됩니다. 과거에 비해 몸을 잘 쓰지 않는 현대인들은 운동이라는 형태로 몸을 움직여야 합니다.

간단한 허리 운동법

허리에 좋다는 운동법은 너무나 많습니다. 유튜브 등에서 자기에게 맞는 운동법을 찾아서 꾸준히 하시면 됩니다. 여기서는 누구나 알고 있는 가장 기본적인 운동법과, 운동할 때 주의해야 할 핵심 사항만 간략하게 정리해서 말씀드리도록 하겠습니다. 운동은 쉽고 간단해야 합니다. 그러면서 효과적이어야 합니다. 그래야 포기하지 않고 꾸준히 따라 할 수 있고, 오랫동안 재미있게 할 수가 있습니다. 허리 근육 강화 운동도 마찬가지입니다.

첫째, 허리 돌리기입니다.

뭐니 뭐니 해도 허리 돌리기야말로 허리 운동의 기본입니다. 먼저 두 발을 어깨너비로 벌리고 서서, 두 손을 허리 뒤에 자연스럽게 댑니다. 그리고 머리와 상체는 가능한 움직이지 않도록 하고, 허리와 골반만 천천히 돌립니다.

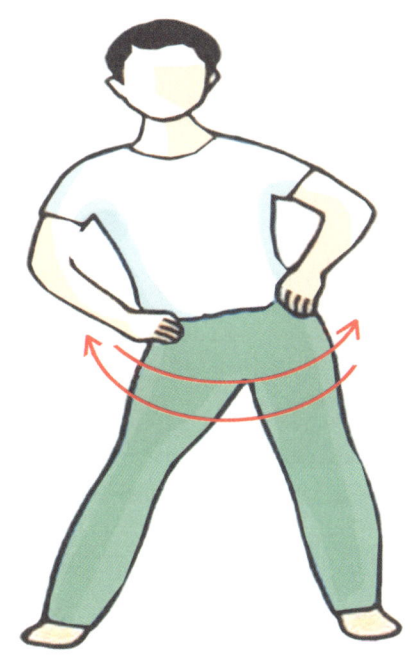

그림 2-32 **허리 돌리기 운동**

우선 숨을 자연스럽게 쉬면서 좌측으로 5번 정도 돌리고 나서, 다음에 우측으로 5번 정도 돌리는데, 되도록 원을 크게 그리도록 해야 합니다. 이런 운동을 반복해서 수시로 해줍니다. 좌우 순서는 상관이 없으며, 만일 통증이 느껴지면, 원을 약간 줄여서 통증이 없도록 해야 합니다.

둘째, 허리 좌우로 밀기입니다.

먼저 허리 돌리기와 같은 자세를 취하고, 두 손은 허리 양 옆에 댑니다. 그리고 머리와 상체는 가능한 움직이지 않도록 하고, 허리와 골반을 좌측으로 힘껏 밀어붙인 뒤, 10초 정도 정지했다가 원위치로 돌아옵니다.

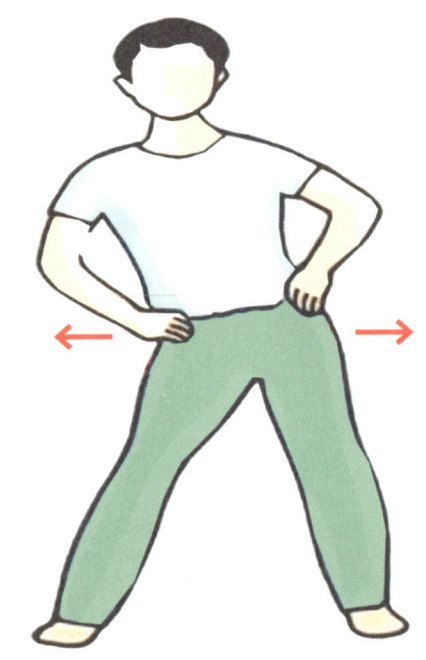

그림 2-33 **허리 좌우 밀기 운동**

그다음에는 허리와 골반을 우측으로 힘껏 밀어붙인 뒤, 10초 정도 정지했다가 원위치로 돌아옵니다. 이런 동작을 반복해서 수시로 해줍니다. 좌우 순서는 상관이 없으며, 만일 통증이 느껴지면, 밀어붙이는 동작을 약간 줄여서 통증이 없도록 해야 합니다.

셋째, 허리 상하로 늘리기입니다.

먼저 의자에 앉은 자세에서 두 손으로 양 팔걸이를 잡고 몸을 일으켜 세웁니다. 이때 두 팔은 평행봉을 하듯이 힘을 주어서 쭉 펴고, 몸통과 다리에는 최대한 힘을 뺍니다.

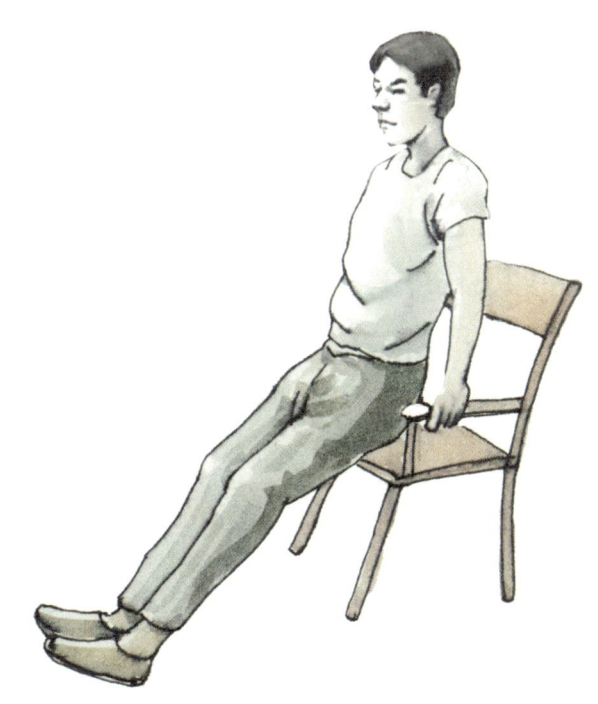

그림 2-34 **허리 상하로 늘리기 운동**

이렇게 허리를 축 늘어뜨린 상태에서, 팔은 움직이지 말고 골반만 앞뒤로 흔들면서 움직입니다. 앞뒤로 적당히 흔든 뒤에는 좌우로도 움직입니다. (혹시 남들 눈 때문에 이런 동작을 하기가 민망하면, 골반을 움직이지 않고 그냥 가만히 있기만 해도 됩니다.)

이런 동작을 반복해서 수시로 해줍니다. 이 운동은 물리치료에서 하는 견인치료와도 흡사한 효과가 있어서, 무겁던 허리가 풀리면서 가벼워집니다. 누구에게나 다 좋은 운동이지만, 특히 디스크나 협착증이 있는 분들에게 좋습니다. 그리고 하루 종일 앉아서 생활하는 직장인들도 틈나는 대로 이 운동을 해주면 허리 건강에 많은 도움이 될 것입니다.

이 세 가지 운동이 허리 운동의 핵심입니다. 이렇게 세 가지 운동만 꾸준히 해도 허리 통증의 예방과 치료에 많은 도움이 됩니다. 단, 열심히 해야 목적을 이룰 수 있습니다.

9. 치료 사례

좌골신경통으로 오래 고생하신 어느 어르신의 치료 사례

연세가 80이 넘으신 김OO 어르신은 나이에 비해 무척 건강한 편입니다. 젊은 시절에 운동을 많이 해서 그런지, 체격도 당당하고 활동량도 젊은이 못지않았습니다. 한 가지 어르신을 괴롭히는 문제가 있는데, 우측 엉덩이부터 다리 아래로 내려가면서 저리고 쑤시는 좌골신경통이었습니다.

김 어르신이 좌골신경통을 앓은 지는 벌써 10여 년 가까이 된다고 합니다. 노인에게 흔히 나타나는 퇴행성 허리 디스크와 협착증으로 수술을 권유받았지만, 겁이 나서 수술은 하지 않았습니다. 병원과 한의원을 번갈아 가면서 꾸준히 치료해 오셨기 때문에 크게 나빠지지는 않으셨다고 합니다. 그래도 늘 통증이 있었고, 조금 무리를 해서 컨디션 안 좋을 때면 다리가 몹시 아파서 짧은 외출 조차 힘들어하셨습니다.

허리 디스크나 척추관 협착증에서 가장 흔히 나타나는 증상이 바로 좌골신경통입니다. 정작 허리 부위에는 통증이 별로 없습니다. 엉치(허리 밑에서 허벅지 고랑 사이 엉덩이 부분)부터 다리 아래로 저리고 아픈 증상만 나타납니다. 심하면 다리 힘도 빠집니다. 좌골신경통은 겪어보지 않은 사람은 짐작도 할 수 없을 정도로 고통스러운 질환입니다. 수술도 능사가 아닙니다. 허리 수술을 해도 재발하는 경우가 많아서, 치료하기가 무척 어려운 고질병입니다.

김OO 어르신도 처음에 내원해서 저한테 몇 차례 치료를 받으셨지만, 워낙 고질병이라 별 차도를 느끼지 못하셨습니다. 그래서 고민 끝에 앞의 내용과 같은 순서로 풀러 요법을 함께 시행해보았습니다. 결과는 대성공! 그 자리에서 통증이 현저하게 사라졌습니다. "아니, 이게 어찌 된 일이야?" 어르신도 놀라고, 저도 내심 놀랐습니다. 다음 날부터 증상이 눈에 띄게 호전되었음은 물론입니다.

그날 이후로 저는 허리 디스크나 협착증으로 좌골신경통을 호소하는 어르신들이 오시면, 이전에 하던 치료 후에 꼭 풀러 요법을 해드렸습니다. 다들 이전보다 치료 효과가 훨씬 더 좋았습니다. 그리고 효과를 본 어르신들이 같은 증상으로 고생하고 있는 친구들의 손을 잡고 오셨습니다.

108 근육 풀러

3장 목 부위 통증 치료

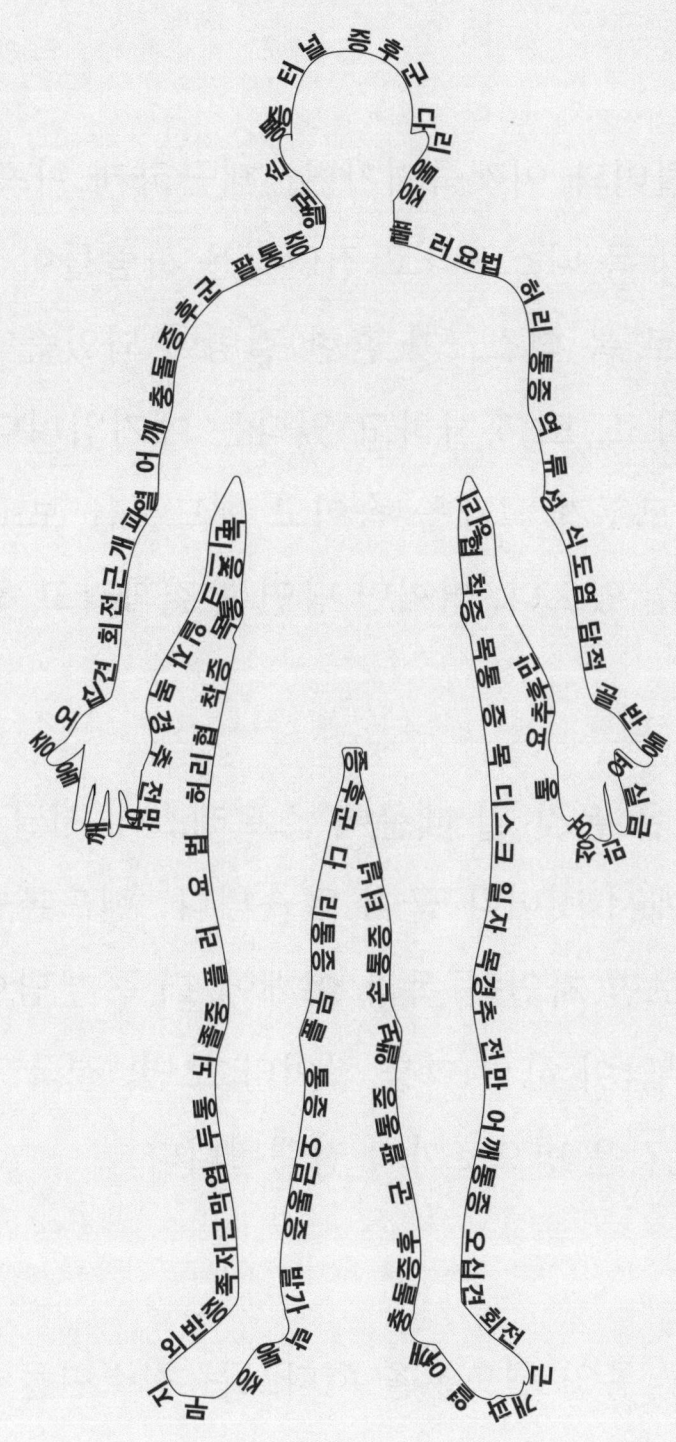

1. 목 부위가 아픈 증상이 많아지는 이유

요즘 목덜미와 어깻죽지가 늘 뻐근하게 아프고, 팔도 저려서 병원에 가니 목 디스크라고 진단받은 사람들이 부쩍 늘고 있습니다. 그야말로 목 디스크가 흔한 질병이 되었습니다. 그만큼 목을 많이 사용하고, 또 혹사하고 있다는 얘기입니다. 당장 지하철을 타 보더면 모두가 고개를 숙이고 핸드폰을 보고 있는 광경을 쉽게 목격할 수 있으니, 어쩌면 당연한 결과라고 하겠습니다.

현대인들은 온갖 일 때문에 스트레스에 시달리며 목덜미와 어깨가 정상에서 벗어나 굳어 있습니다. 핸드폰을 지나치게 많이 사용하다 보면 자연히 목과 어깨에 더욱 부담이 가게 마련입니다. 이런 부담이 하루 이틀 쌓이다 보면, 결국 목 디스크나 일자목, 거북목 같은 병으로까지 진행됩니다.

특히 하루 종일 핸드폰을 쳐다보는 청소년들이나, 오랜시간 컴퓨터 앞에 앉아서 씨름을 해야 하는 직장인들은 목 디스크를 마치 당연한 숙명처럼 여길 수밖에 없습니다. 문제는 일단 증상이 한번 발생하면 잘 치료가 되지 않는다는 점입니다. 스트레칭을 하거나, 침을 맞거나, 부항으로 피를 빼거나, 도수치료 등 전문가에게 치료를 받아보아도 효과는 그때뿐이고, 근본적인 치료가 잘 되지 않아 고통스러워 합니다.

목 디스크나 갑작스럽게 생긴 담 결림, 일자목, 흉곽출구증후군, 교통사고 후유증 등으로 인해서 뒷목과 어깻죽지가 뻐근하고, 쇳덩이가 짓누르는 것처럼 무겁고, 심하면 두통과 어지럼증이 오기도 하고, 팔 저림 증상까지 나타날 때, 누구나 집에서 간단한 도구를 이용해서 치료에 도움이 될 방법을 알려드리겠습니다.

여러 가지 사정으로 인해서 제대로 된 치료를 받을 수 없을 때, 그리고 전문 병원과 한의원 척추교정원 등을 숱하게 다녀 봐도 치료가 잘 안되고 효과가 신통치 않아서 실망스러울 때, 이 책에서 제시하는 **근육 풀러 요법**을 잘 익히고 따라해 보기를 권합니다. 좋은 해결책이 될 수 있다고 확신합니다. 단, 꾸준히 시행해야 효과를 볼 수 있으며, 통증이 심할 때는 꼭 병원 치료와 병행하시기를 바랍니다.

2. 단계별 치료법

목 통증 풀러 동영상 보기

첫 번째 단계 - 목 및 목 주위 풀기

치료를 위해 환자의 몸을 엎드리게 합니다. 배에다 베개를 약간 높은 정도로 받치도록 하고, 두 손을 앞으로 모아서 그 위에 이마를 대도록 합니다. 그리고 목과 허리 및 전신에는 최대한 힘을 빼고 편하게 엎드려 있도록 합니다. 만일 엎드리기가 불편하시면, 의자에 앉아서 등과 허리를 반듯하게 펴고 시행해도 됩니다. (53쪽 엎드린 자세 참고하세요)

치료 과정은 도우미가 풀러 도구를 한 손에 쥐고, 약간 뾰족한 부분으로 목과 어깨를 차례차례 잘 풀어주면 됩니다. 사전에준비한 도구가 없는 경우에는 조금 좁고 둥그런 부분이 있는 도구를 사용해도 됩니다. 목과 어깨 치료에는 약간 뾰족한 부분을 사용하는 것이 좋습니다.

이때 너무 강하게 누르거나, 갑자기 압력을 세게 가해서 환자가 아프다고 소리치게 해서는 안 됩니다. 약간의 통증(10중의 2~3정도), 10초, 2~3cm 정도 넓이로 가볍게 살살 문질러 주면 됩니다. 계속 누르기보다는 약간 강~약~강~약으로 살살 풀어주는 것이 좋습니다. **유난히 아프다고 호소하는 부위가 있는데, 그 부위가 통증에 영향을 미치는 부분입니다.** 이런 곳은 여러 번 더 문질러서 잘 풀어주어야 합니다.

1) 뒤 꼭지 부위 풀기

손으로 뒷머리를 만져 보면 누구나 양쪽으로 쏙 들어간 부위가 있는데, 여기가 뒤 꼭지입니다. 풀러 도구의 약간 뾰족한 부분을 이곳에다 가로로 대고 지그시 누른 다음에, 좌우로 가볍게 문지르면서 잘 풀어줍니다. 이렇게 양쪽을 번갈아 가면서 꼭꼭 눌러서 잘 풀어줍니다.

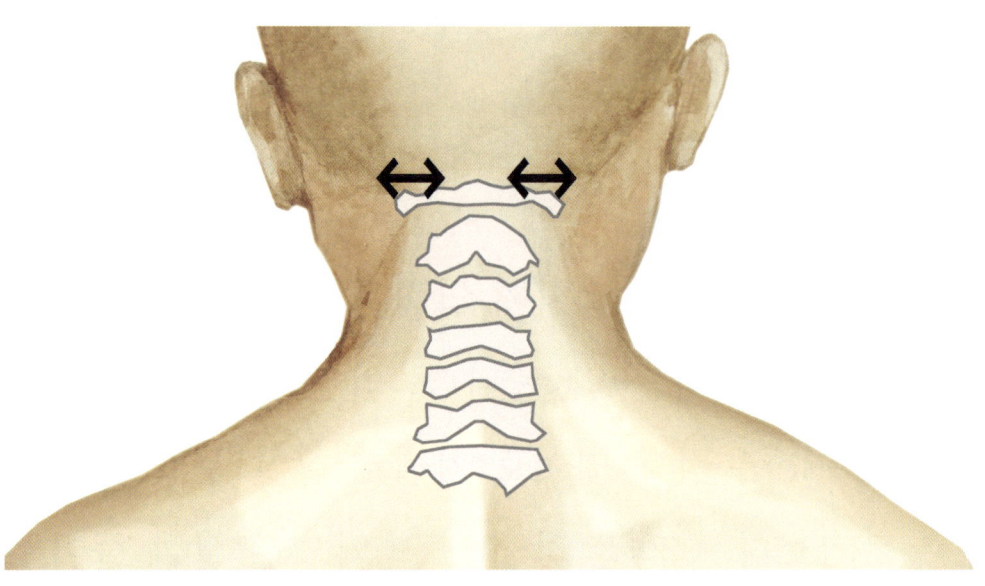

그림 3-1 **뒤 꼭지 부위 풀기**

뒷목 뻣뻣할때

이곳은 목이 뻣뻣해서 잘 안 돌아갈 때나, 뒷목과 뒷머리가 무겁고 뻐근할 때나, 감기 몸살로 몸이 찌뿌드드할 때 치료하면 좋은 곳입니다.

2) 목뼈(경추) 양쪽에 있는 기립근 풀기

풀러 도구의 약간 뾰족한 부분을 뒤 꼭지 바로 아래 있는 기립근(척추세움근. 그림의 분홍색으로 나타나는 근육)에 가로로 대고 지그시 누른 다음에, 좌우로 가볍게 문지르면서 잘 풀어줍니다. 이렇게 양쪽을 번갈아 가면서 꼭꼭 눌러서 잘 풀어줍니다. 기립근이란 척추 뼈 옆에 불룩하게 솟아있는 근육으로, 목에서부터 허리까지 기다란 모습을 한 근육을 말하는데, 척추세움근이라고도 합니다.

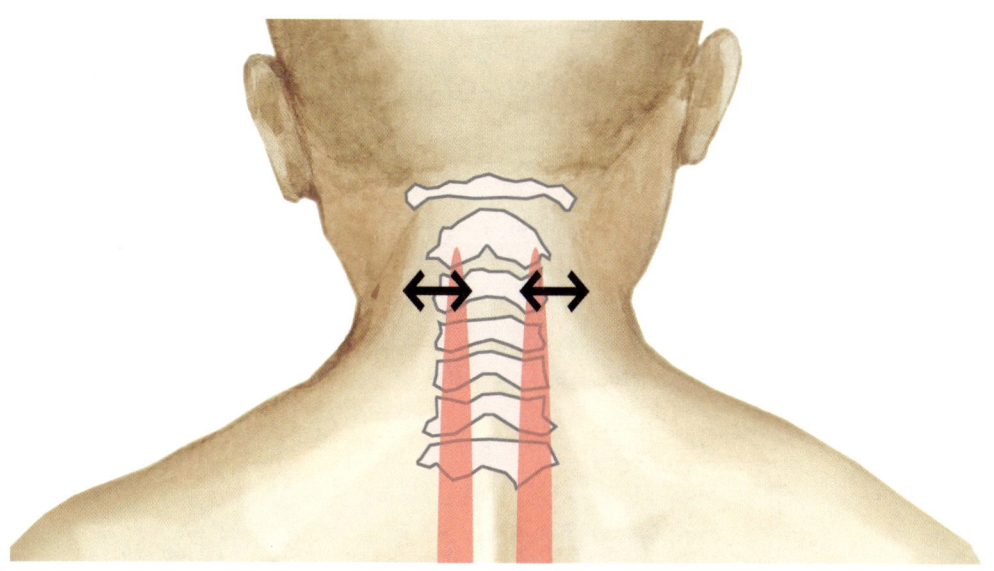

그림 3-2 **목뼈 양쪽 기립근 풀기**

목 위에서부터 아래로 차례차례 내려오면서, 목뼈가 끝나는 곳까지 양쪽 기립근 부위를 눌러서 잘 풀어줍니다. 이때 위아래 간격을 너무 촘촘하게 할 필요는 없으며, 2~3cm 정도 띄워서 차근차근 눌러주면 됩니다.

목뼈는 총 7개가 있는데, 목 뒤에서 가장 높게 튀어나온 뼈가 7번 목뼈이고, 그 아래 뼈가 1번 등뼈(흉추)입니다.

3) 등뼈 양쪽 기립근 풀기

등뼈 양쪽에 있는 기립근을 잘 눌러서 풀어줍니다. 풀러 도구의 약간 뾰족한 부분을 가지고 1번 등뼈에서부터 날개 뼈가 끝나는 곳까지, 등뼈 양쪽에 있는 기립근을 위와 같은 방식으로 잘 눌러서 풀어줍니다.

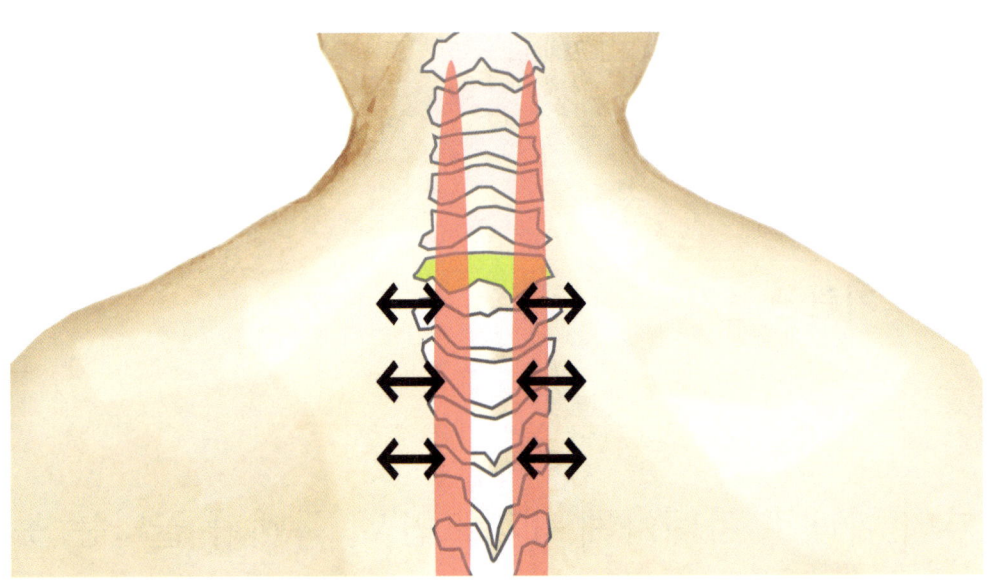

그림 3-3 **등뼈 양쪽 기립근 풀기**

등뼈 부위도 목을 지탱하고 유지하는 데 매우 중요한 곳인 만큼 빼놓지 말고 반드시 풀어주어야 합니다. 특히 요즘에는 과도한 컴퓨터 작업 등으로 인해서 날개 죽지 안쪽이 아프다고 호소하는 분들이 많으니, 이곳을 신경 써서 잘 풀어주어야 합니다.

4) 양쪽 어깻죽지에 있는 근육 풀기

풀러 도구의 약간 뾰족한 부분으로 어깻죽지 여기저기를 눌러보아서, 아픈 지점마다 세로(그림의 화살표 방향)로 대고 지그시 누른 다음에, 위아래로 가볍게 문지르면서 잘 풀어줍니다. 이렇게 양쪽을 번갈아 가면서 꼭꼭 눌러서 잘 풀어줍니다.

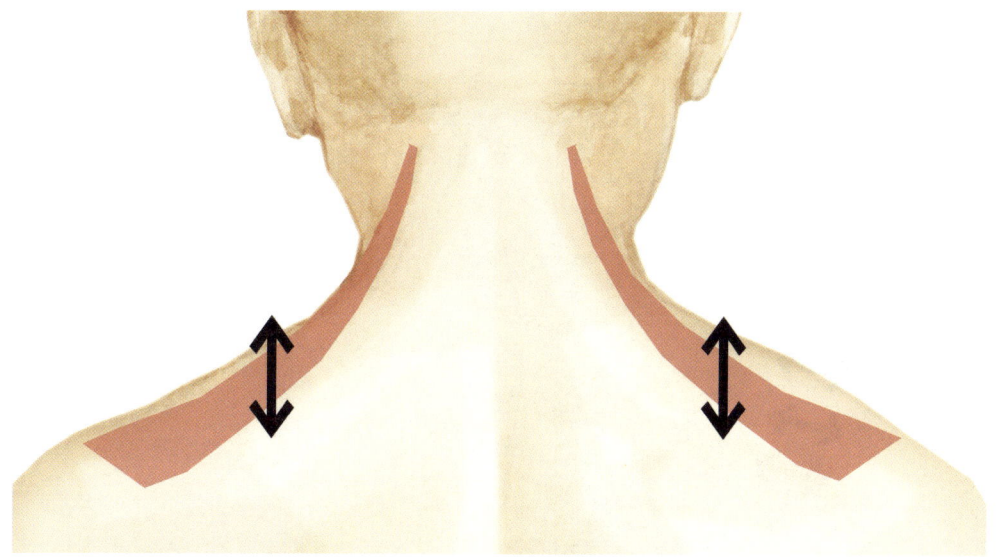

그림 3-4 **어깻죽지 근육 풀기**

이곳은 승모근으로 잘 알려진 부위인데, 승모근은 목에서 부터 등으로 넘어가는 부분에 있는 근육입니다. 목과 어깨 통증은 이 근육과 관련이 있습니다. 목 디스크나 일자목이나 거북목처럼 목이 많이 안 좋은 사람들은 만져 보면 돌처럼 딱딱하게 뭉쳐있는 경우가 대부분입니다.

이곳은 어깨 치료의 핵심적인 곳으로, 누구나 조금쯤은 뭉쳐있어서 누르면 대부분 통증을 느끼실 것입니다. 평소 이곳을 자주 풀어주면 목과 어깨의 결림과 피로뿐만 아니라, 뒷머리가 무거운 증상이나 오십견에도 좋은 효과가 있습니다.

5) 목 양쪽에 있는 흉쇄유돌근 풀기

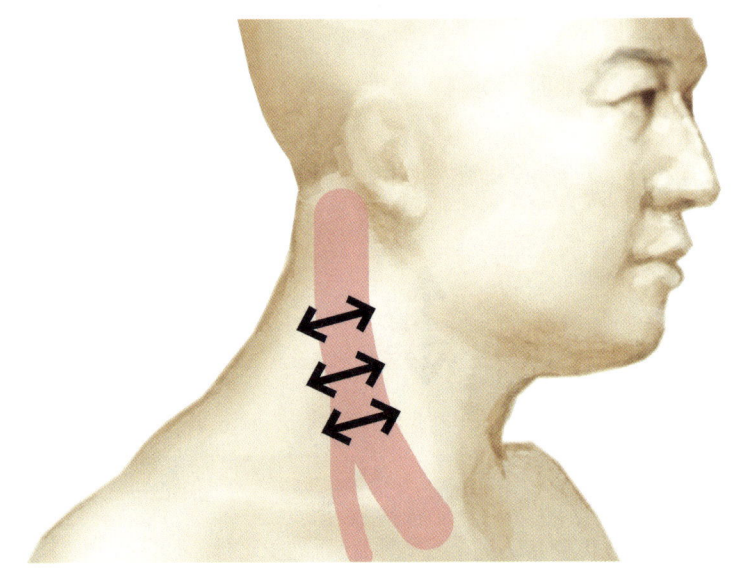

그림 3-5 **흉쇄유돌근 풀기**

풀러 도구의 약간 뾰족한 부분으로 흉쇄유돌근의 중간 부위 여기저기를 눌러보아서, 아픈 지점마다 가로로 대고 지그시 누른 다음에, 좌우로 가볍게 문지르면서 잘 풀어줍니다. 이렇게 양쪽을 번갈아 가면서 꼭꼭 눌러서 잘 풀어줍니다. 흉쇄유돌근은 목의 양쪽 옆에 붙어있는 기다랗고 큰 근육을 말합니다.

이곳은 머리를 떠받치고 또 좌우로 돌리는 기능을 하는 가장 중요한 근육의 하나로서, 이곳이 뭉치거나 긴장되면 목과 어깨의 통증은 말할 것도 없고, 거북목과 일자목이 잘 생길 수 있습니다.

그뿐만 아니라 이곳이 긴장되고 뭉치게 되면, 가슴 윗부분이 따끔거리거나 마른 기침이 자주 날 수 있고, 턱관절에도 통증이 오거나, 눈이 아프면서 눈물이 나고 시야가 흐려지면서 눈꺼풀이 처지기도 합니다. 그래서 평소에 이곳이 좋지 않은 분들은 손가락으로라도 자주 아픈 곳을 찾아서 풀어주는 것이 좋습니다.

6) 목 양쪽에 있는 사각근(목갈비근) 풀기

풀러 도구의 약간 뾰족한 부분으로 사각근을 여기저기 눌러보아서, 아픈 지점마다 가로로 대고 지그시 누른 다음에, 좌우로 가볍게 문지르면서 잘 풀어줍니다. 이렇게 양쪽을 번갈아 가면서 꼭꼭 눌러서 잘 풀어줍니다. 사각근은 일반인들이 잘 모르지만, 그림을 참고해서 몇 번 만져보면 잘 찾을 수 있습니다.

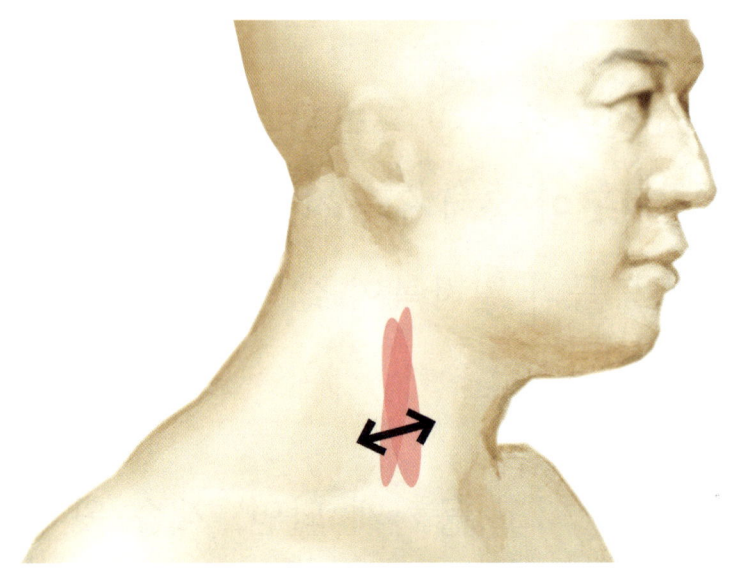

그림 3-6 사각근 풀기

쇄골(빗장뼈) 바로 위에서 흉쇄유돌근 안쪽을 손으로 짚어보면 누를 때 약간의 통증이 느껴지는 부분을 찾으면 됩니다. 목과 어깨의 통증, 그리고 팔 저림에 깊이 관여하는 중요한 근육입니다. 사각근이 뭉치거나 수축하면 목을 옆으로 돌릴 때 통증이 잘 오고, 어깨에도 통증이 오기 쉬우며, 앞가슴으로 통증이 와서 심장병으로 오인을 하기도 합니다. 무엇보다도 목 디스크처럼 팔이 저려서 디스크로 착각하기가 쉽습니다. 사각근 사이로 빠져나와서 팔 아래로 내려오는 신경이 눌리면 손가락까지 저리고 심하면 붓기까지 하기 때문입니다.

7) 목 양쪽에 있는 근육(견갑거근) 풀기

풀러 도구의 약간 뾰족한 부분으로 목에서 좀 벗어난 위치에 있는 어깨 근육(견갑거근) 부위를 눌러보아서 아픈 지점마다 세로로 대고 지그시 누른 다음에, 상하로 가볍게 문지르면서 잘 풀어줍니다. 이렇게 양쪽을 번갈아 가면서 꼭꼭 눌러서 잘 풀어줍니다.

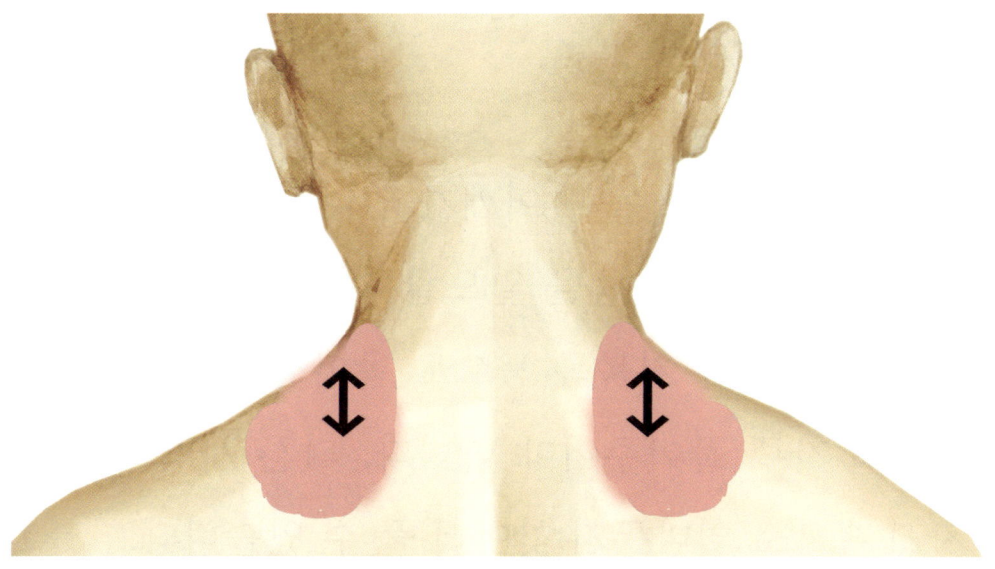

그림 3-7 **견갑거근 풀기**

견갑거근은 승모근(목에서 어깨까지 넓게 펴진 근육) 다음으로 목과 어깨의 통증을 일으키는 주범이라고 할 수 있는 근육입니다. 견갑거근이 어디에 있는지 많이 생소하시겠지만, 설명을 따라오면 잘 찾을 수 있습니다. 목과 어깨가 직각으로 만나는 지점을 만진 뒤 어깨 쪽으로 옮겨 가며 누르면 근육을 찾을 수 있습니다.

견갑거근이 많이 뭉치거나 긴장되면, 일단 목이 뻣뻣하면서 좌우로 돌릴 때 통증이 심합니다. 우리는 흔히 잠을 자고 일어났을 때 목이 뻣뻣해서 잘 돌아가지 않고 통증도 심할 때, 목에 담이 들었다고 말합니다. 하지만 진짜 원인은 견갑거근의 뭉침에 있습니다. 이곳을 잘 풀어주면 목에 담이 든 것도 바로 풀어집니다.

그리고 견갑거근이 뭉치면 목과 어깨가 만나는 곳이나, 어깨 뒤 어깨뼈(견갑골) 안쪽까지 통증을 일으킬 수 있습니다. 따라서 평소에 목 디스크나 일자목 거북목 등으로 목이 안 좋은 분들은 이곳을 필수적으로 자주 풀어주어야 합니다. 다른 사람의 손을 빌리지 않고 자기 손으로 얼마든지 찾아서 풀 수 있습니다.

여기까지 하고 나면 뒷목과 어깻죽지 아픈 것과, 팔 저림도 한

결 좋아질 것입니다. 왼쪽이 많이 아프다면 왼쪽을 더 잘 풀어주어야 하고, 오른쪽이 아프면 오른쪽을 더 잘 풀어주어야 합니다. 좌측 팔이 저리다면, 좌측의 흉쇄유돌근과 사각근과 견갑거근을 더욱 신경 써서 풀어주어야 하고, 우측 팔이 저리다면, 우측의 흉쇄유돌근과 사각근과 견갑거근을 더욱 신경 써서 풀어주어야 합니다.

목이 뻣뻣

두 번째 단계 - 배 부위 풀기

이렇게 목 및 목 주위를 잘 풀어준 뒤에는, 허리가 아플 때와 마찬가지로 배 부위를 잘 풀어주어야 합니다. 배에 있는 근육들의 과도한 긴장과 수축은 모든 근골격계의 긴장을 유발하고, 특히 뒷목과 어깻죽지 주위의 근육에도 많은 영향을 미치기 때문입니다. 배 근육을 푸는 방법은 2장 허리 부위 통증 치료의 '배 부위 풀기'을 참조해주세요.

3. 일자목과 거북목

요즘 많은 사람이 일자목과 거북목으로 고통받고 있습니다. 우리 목에는 7개의 목뼈가 있어서 머리를 효과적으로 떠받치고, 척추 전체의 균형을 이루기 위해서 앞으로 약간 둥글게 휘어져 있습니다. 이를 목뼈(경추) 전만(앞쪽으로 볼록하게 굽은 상태)이라고 합니다. 그리고 귀와 어깨는 동일선상에 있는 것이 정상입니다.

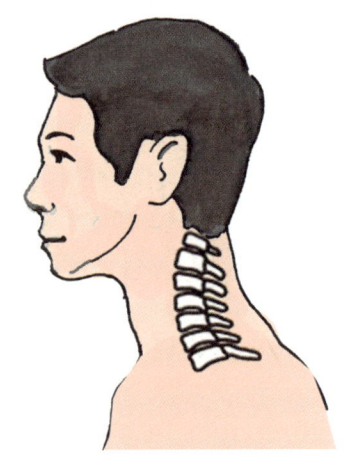 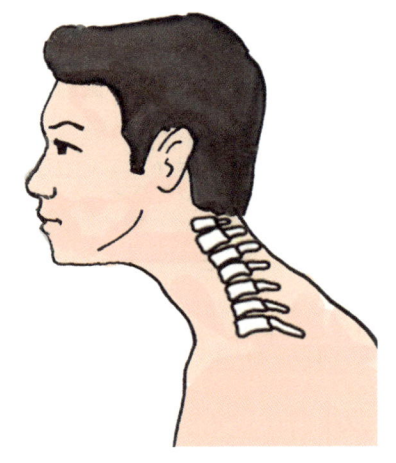

그림 3-8　　**정상목**　　　　　　　**거북목**

그런데 자세 불량 등 여러 가지 원인으로 인해서 전만이 사라지고, 경추(7개로 구성된 목뼈)가 일자로 뻣뻣해지며 앞으로 기울어진 것을 일자목이라고 합니다. 이런 상태가 더욱 심해져서, 고개가 앞으로 쑥 빠지면서 경추 아래 부위는 뒤로 약간 튀어나오고, 경추 위 부위는 과도하게 앞으로 젖혀진 상태를 거북목이라고 합니다. 거북목이 되면 자연히 어깨가 안으로 둥글게 굽는 라운드 숄더(어깨가 몸 앞쪽으로 반원처럼 말려 있는 상태)가 되고, 등도 거북이처럼 굽게 됩니다.

일자목과 거북목은 둘 다 목뼈의 변형이 일어나서 생깁니다. 목뼈의 변형이 일어나는 원인은 주변 근육에 있습니다. 뼈를 움직이는 것은 결국 주변의 근육들입니다. 잘못된 자세나 생활 습관 등이 장기간 계속되면, 목과 어깨 주변의 근육과 인대들이 뭉치거나 짧아져서, 이런 증상이 생기게 됩니다. 고개를 숙인 자세로 스마트 폰이나 태블릿, 컴퓨터 등을 자주, 장시간 사용하는 것도 주요한 발생 요인이라고 할 수 있습니다.

일자목과 거북목의 치료법

일자목과 거북목의 가장 흔한 증상은 목과 어깻죽지가 뻐근하고, 잘 뭉치는 것입니다. 심하면 통증 때문에 고개를 돌리거나, 숙이고 젖히는 등의 동작이 힘들어지기도 합니다. 어깨나 등, 날개 뼈 부위가 돌을 매단 것처럼 무겁고, 담에 걸린 듯 자주 결리기도 하며, 쉽게 피곤해지고, 뒤통수 부위가 찌릿하거나 쑤시는 통증이 오는 때도 있습니다. 심하면 머리 전체나 눈 주위까지 두통이 생기고, 짜증이 잘 나면서 불면증까지 올 수도 있습니다.

이럴 때 생활 속에서 자세를 바로잡는 노력과 **근육 풀러 요법**에 입각한 치료법을 꾸준히 시행하시면, 대부분 좋은 결과가 있을 것입니다. 일자목과 거북목의 원인도 결국 목 주위에 있는 많은 근육과 인대가 뭉치거나 짧아져서 생기는 것입니다. 그래서 앞에서 소개한 과정을 똑같이 먼저 풀어 주어야 합니다. 그러고 난 후, 다음 과정을 따라 하면 거북목 치료에 더 도움이 됩니다.

굳은 목뼈 풀기

앞의 목 근육 풀기를 따라 목과 목 주위 근육들을 충분히 풀어 준 다음에는, 일자목과 거북목이 형성된 해당 목뼈를 직접 치료해야 합니다. 이때는 풀러 도구 중에서 타원형의 날이 있는 부분을 이용해서, 목뼈들 사이의 좁아진 부위나 딱딱하게 굳은 부위를 잘 풀어줍니다.

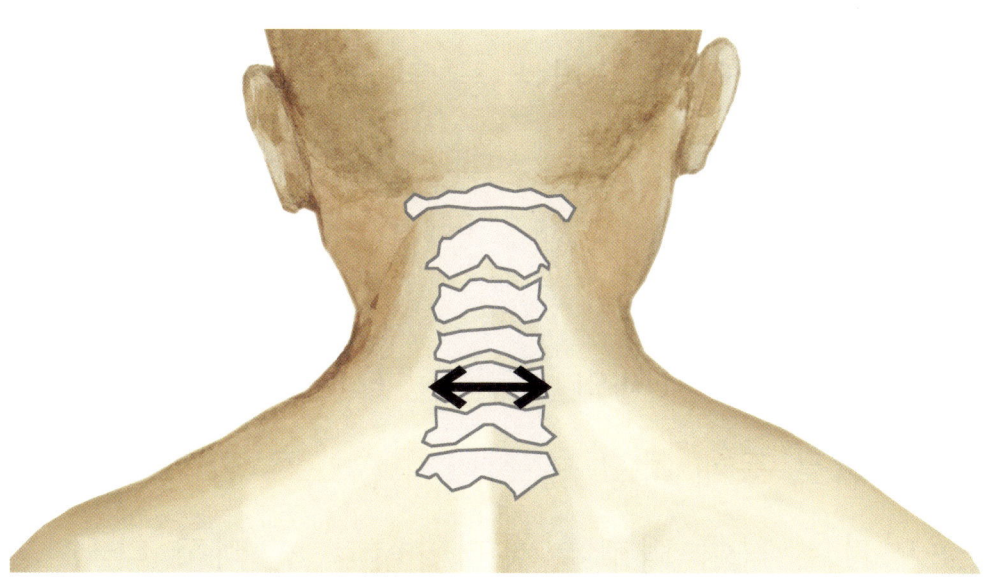

그림 3-9 **일자목 거북목 근육 풀기**

치료를 위해 치료받을 사람이 의자에 편하게 앉게 합니다. 이때 허리와 등은 반듯하게 펴야 합니다. 치료 도우미는 환자의 뒤에 서서, 환자가 목을 앞으로 굽혔다 뒤로 젖혔다 하도록 하여, 목뒤에 주름이 가로로 크고 선명하게 나 있는 부위를 확인합니다. 이 곳이 대부분 경추 5번과 6번 사이입니다. 필요하면 나중에 지울 수 있는 펜이나 연필 등으로 선을 그어봐도 좋습니다.

그다음에는 환자가 고개를 숙일 수 있는 범위까지 숙이게 한 뒤에, 움직이지 않도록 합니다. 치료 도우미는 한 손으로는 환자의 이마에 대고, 다른 한 손으로는 풀러 도구의 타원형 날로 된 면을 환자의 선으로 그은 부분(경추 5, 6번 사이)에다 피부와 수직이 되도록 가로로 대고서, 지그시 누른 뒤 좌우로 천천히 10회 정도 문질러 줍니다.

그다음에는 풀러 도구를 환자의 목뒤에 그대로 댄 채로, 환자가 고개를 약간만 위로 들게 하고, 움직이지 않도록 합니다. 풀러 도구는 피부 표면과 수직이 되도록 유지합니다. 그러고 나서 같은 부위를 지그시 누른 뒤, 좌우로 천천히 10회 정도 문질러 줍니다.

이렇게 고개를 조금씩 위로 들면서 똑같은 방법으로 세 번 더 시행합니다. 맨 나중에는 고개를 완전히 뒤로 젖힌 상태에서 시행하게 됩니다. 결국 고개를 아래로 숙인 상태에서 뒤로 젖힌 상태까지, 총 다섯 단계로 나누어서 5번 시행합니다. 그런데 사람마다 목둘레가 다르기에, 고개를 드는 각도는 환자에 맞게 적당히 5단계로 나누어서 시행해야 합니다.

일자목과 거북목이 생겼다는 것은, 경추 및 주변 근육과 인대 전체가 과도하게 긴장되고 딱딱하게 굳어있다는 것을 의미합니다. 특히 거북목이 되면, 목 주위에 불필요한 지방 등이 뭉쳐서 딱딱하게 되고 혹처럼 불어나기도 합니다. 따라서 경추 전체를 다 눌러주고 풀어주는 것이 원칙입니다. 하지만 꼭 그럴 필요는 없습니다. 가장 핵심적인 경추 5번과 6번 사이만 열심히 풀어주어도, 다른 곳은 점차 호전되게 됩니다.

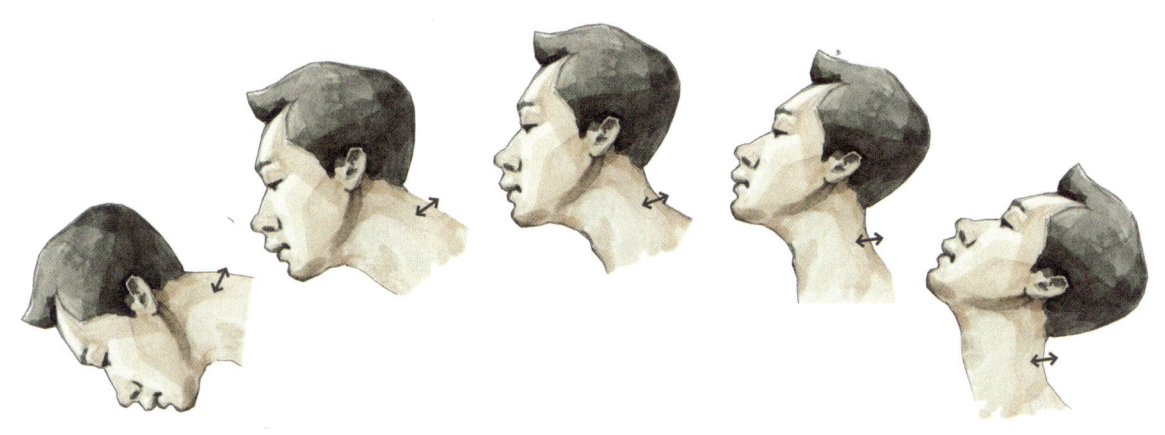

그림 3-10 **일자목 거북목 집중 풀기**

만일 증상이 아주 심각해서 더 많은 치료를 요한다고 생각이 되면, 경추 4번과 5번 사이, 그리고 경추 6번과 7번 사이를, 위에서 했던 것과 똑같은 방법으로 해주면 아주 좋습니다. 여기에 더해서 **배 풀기**를 열심히 해주어야 합니다. 이와 같은 방법으로 꾸준히 따라 했음에도 불구하고 전혀 개선이 되지 않는다면, 교정 전문가를 찾아가서 상의해 보시길 권해드립니다.

4. 목 통증 관련 유의 사항

앞의 과정을 따라 목과 목 주변의 근육들을 풀고, 경추 사이사이를 꾸준히 잘 풀어주게 되면, 아주 심각한 일자목과 거북목만 아니라면 차츰 정상으로 돌아옵니다. 하지만 다른 증상과 마찬가지로, 한두 번 해서는 절대로 효과를 볼 수 없으며, 꾸준히 시행해야 기대하는 효과를 볼 수 있습니다.

알맞은 운동을 꾸준히 하는 것도 필요합니다. 일단 한번 변형된 경추는 쉽게 제 자리로 돌아오지 않기 때문입니다. 집에서 간단히 할 수 있는 운동으로는 바닥에 반듯하게 누운 뒤, 목뒤에 수건을 말아서 받치고 좌우로 도리도리를 수십 차례씩 자주 하는 운동이 효과적입니다.

일자목과 거북목은 예방이 가장 중요합니다. 평소에 목과 허리를 바르게 하고 앉는 것이 가장 중요합니다. 특히 장시간의 컴퓨터 작업이나, 태블릿, 스마트 폰 등의 전자 기기를 사용할 때는 목이 앞으로 구부러지지 않도록 주의를 해야 하고, 항상 흐트러진 자세를 바르게 교정하도록 다음과 같이 노력해야 합니다.

어깨와 가슴을 바르게 펴고 고개를 뻣뻣이 합니다. 장시간 같은 자세로 작업할 경우 모니터를 눈높이에 맞춰 자세가 굽히지 않게 합니다. 턱을 뒤로 당기는 습관을 갖습니다. 걸을 때 턱을 당겨 걸으면 전체적인 뼈의 균형을 잡는 데 도움이 됩니다.

진짜 목 디스크는 드물다

목덜미와 어깨가 뻐근하고, 팔이 잘 저리다고 해서 무조건 목 디스크라고 볼 수는 없습니다. 겉으로는 비슷해 보여도, 검사해 보면 원인이 각각 다르고 증상도 매우 복잡합니다. 일단 목 디스크가 의심된다면 병원에 가서 X-레이나 MRI 등 사진을 찍어 보고, 전문 의사로부터 정확한 진단을 받아볼 필요가 있습니다.

실제로 병원에서 목 디스크라고 진단을 받은 경우에도, 정밀 검사를 받아보면 목 디스크가 아니라, 경추후관절증후군이나 흉곽출구증후군 같은 질환인 경우가 대부분이라고 합니다. 간단히 말하면 신경보다는 주위 근육이 문제라는 이야기입니다. 실제로 경추 사이에 들어있는 디스크의 수핵이 빠져나와서 신경을 압박하는 디스크 증상은 드물고, 경추 주변의 근육이 뭉치는 바람에 그 아래를 지나는 신경이 눌려서 목도 아프고 팔도 저리다는 이야기입니다.

목이 견딜 수 없이 아픈데도, 각종 검사에서 뚜렷한 원인이 밝혀지지 않는 경우가 많습니다. 이런 사람들은 대부분 일자목이나 거북목일 수 있습니다. 검사에서 이상이 발견되어 전문적인 치료를 요한다고 하더라도, 아주 위급한 상태가 아니라면 당장 수술을 하거나 값비싼 시술을 받을 필요는 없습니다. 일단 물리치료와 마사지, 운동요법 그리고 풀러 요법을 시행하면서 경과를 지켜보는 게 더 좋은 치료 과정이라고 생각합니다.

흉곽출구증후군

목 디스크와 증상이 비슷해서 착각하기 쉬운 증상으로 흉곽출구증후군이라는 증상이 있습니다. 흉곽출구증후군은 일종의 눌림 현상입니다. 앞에서 살펴보았던 사각근 사이를 뚫고 나온 신경이 쇄골(빗장뼈) 밑을 지나면서, 정맥과 동맥 등이 함께 눌려서, 팔이 저리고 붓고 시리고 감각이 둔해지는 증상을 말합니다.

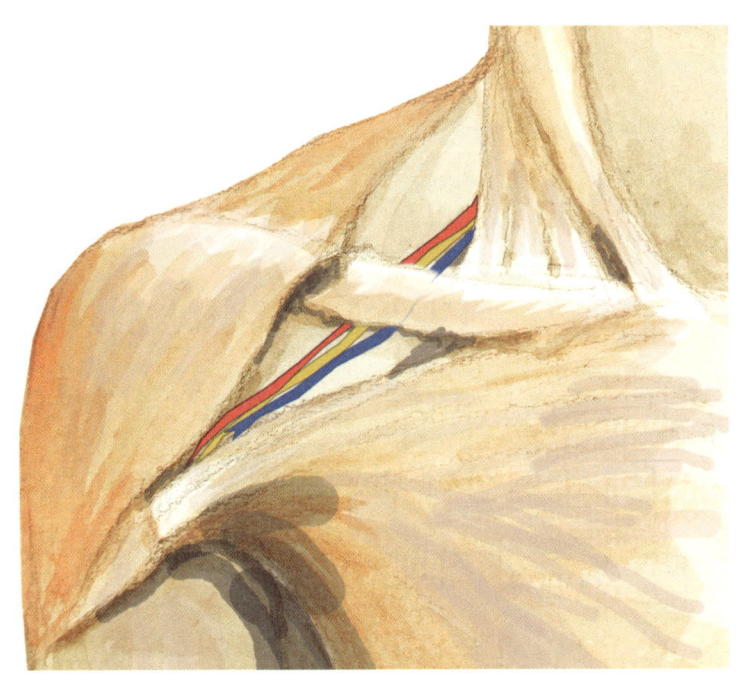

그림 3-11 **흉곽출구증후군**

빗장뼈(어깨의 가로를 이루는 뼈) 아래에는 동맥과 정맥, 여러 신경이 지나는 통로가 있습니다. 그 아래에는 1번과 2번 갈비뼈가 있습니다. 그런데 교통사고나, 팔을 위로 쳐들고 장시간 일을 하거나, 자세 불량이나, 어깨에 무거운 물건을 많이 짊어지는 등의 원인으로 인해서 이곳이 좁아지면, 혈관과 신경들이 눌려서 흉곽출구증후군 증상을 잘 유발하게 됩니다.

가장 흔하게 오는 증상으로는 팔 저림 현상을 들 수 있습니다. 그래서 목 디스크로 오인하기가 쉽습니다. 팔 안쪽과 새끼손가락 쪽으로 저릿저릿한 증상과 함께, 팔과 손이 차갑고 피가 잘 안 통하는 느낌이 들기도 하고, 어깨 뒤쪽이 무겁게 짓눌리는 느낌이 오기도 합니다. 사람에 따라서는 간혹 통증이 앞가슴 쪽으로 뻗쳐서 협심증으로 의심받기도 합니다.

흉곽출구증후군의 치료도 위에서 설명한 대로, 목과 어깨 주변의 근육들을 잘 풀어주고, 먹는 것을 조심하고, 배 근육들을 잘 풀어주면 대부분 잘 해결이 됩니다. 특히 쇄골 위에 있는 사각근 주위를 자주 눌러주고 풀어서, 1번과 2번 갈비뼈와 빗장뼈 사이에 좁아진 통로를 조금이라도 넓혀주도록 하는 것이 매우 중요합니다.

그리고 좁아진 통로를 넓혀주기 위해서는, 어깻죽지에 있는 승모근(그림 3-4 참조) 부위를 자주 두드려 주어서, 위로 약간 올라와 있는 1번과 2번 갈비뼈가 아래로 내려가도록 해주는 것도 치료에 아주 큰 도움이 됩니다. 이것이 치료의 핵심입니다. 심한 경우 병원에서는 1번 늑골을 잘라내는 수술까지 한다고 하니까, 그런 비극적인 사태가 발생하기 전에 미리 미리 대처하시는 게 좋겠습니다.

> 팔저림
> 어깨 짓눌림

경추두개증후군

경추두개증후군이란 병이 있습니다. 일자목이나 거북목 등 경추(목뼈)의 과도한 변형으로 인해서, 목 부분이 늘 뻐근하고 무겁고 시큰거리는 증상을 말합니다. 이와 함께 뒷머리가 잘 무겁고 아프며, 두통이나 편두통이 자주 생기고, 간혹 어지럽고 심한 현기증이 발생하기도 합니다. 그래서 심각한 뇌혈관질환이 아닌지 의심하기도 합니다.

이런 증상이 있으면 당연히 머리도 늘 맑지 못하고 멍하며, 마치 머릿속에 안개가 낀 것처럼 몽롱하다고 합니다. 심하면 이명이 생기기도 하고, 시력장애까지 발생할 수도 있습니다. 이런 경추두개증후군의 치료법도, 앞에서 설명한 일자목과 거북목의 치료처럼 하시면 됩니다.

목은 몸통과 머리를 이어주는 아주 중요한 환승센터입니다. 그렇기 때문에 평소에 자세도 바르게 해야 하고, 스트레칭도 열심히 해서 유연함을 유지하도록 하는 것이 중요합니다. 목 근육이 뻣뻣하게 굳고 딱딱해지면, 위에서 얘기한 경추두개증후군과 함께 메니에르, 이석증 같은 어지럼증도 잘 올 수 있고, 비염이나 이명, 눈 질환도 잘 생길 수 있습니다.

목 치료는 허리 치료와 병행해야 합니다

우리는 흔히 목의 통증과 허리의 통증을 나누어서 따로따로 생각하기가 쉽습니다. 그러나 그렇지 않습니다. 목과 허리는 하나입니다. 해부학적으로만 보더라도, 경추(목뼈)와 흉추(가슴뼈)와 요추(허리뼈)는 하나의 일관된 구조와 체계를 가지고 연결되어 있습니다. 그리고 그 안에 척수신경이 머리에서부터 꼬리뼈까지 유기적으로 이어지면서, 각종 생명 활동을 관장하고 있습니다.

또한 요추와 골반이 틀어지게 되면 허리는 물론이고, 흉추와 경추에까지 당연히 영향을 미치게 마련입니다. 그 결과 목과 어깨에 각종 증상과 통증을 유발하게 됩니다. 인체를 지탱하고 있는 기둥 격인 척추가 전체적인 힘의 균형을 잡는 과정에서 보상 작용이 일어나기 때문입니다. 그래서 허리가 안 좋은 사람들은 목 디스크나 어깨질환도 함께 발병하는 경우가 많습니다.

따라서 목과 어깨 부위를 치료하다가 치료가 잘 안되면, 허리와 골반을 다스릴 필요가 있습니다. 이때 특별히 유의할 것이 하나 있습니다. 목과 골반 사이의 근육은 근막을 통해서 안전띠처럼 나선형으로 돌면서 작용하고 있기에, 대각선으로 접근해야 합니다. 즉, 우측 목과 어깨가 아프다면 좌측 골반과 고관절 부위의 압통점을 잘 풀어서 다스리고, 좌측 목과 어깨가 아프다면 우측 골반과 고관절 부위의 압통점을 잘 풀어서 다스려야 효과가 있습니다. 팔다리 근육의 나선형 연결은 다음 그림과 같습니다.

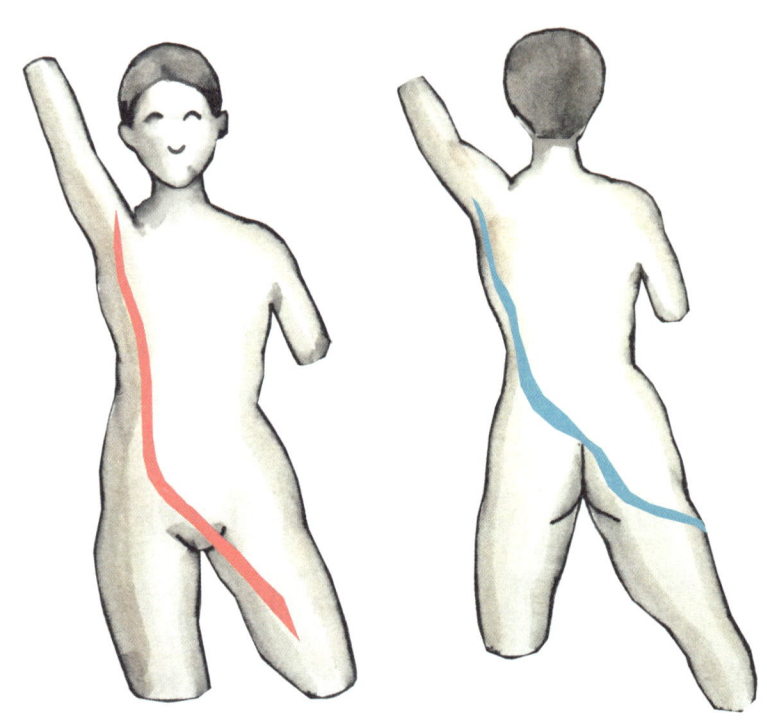

그림 3-12 **앞쪽 대각선 연결과 뒷쪽 대각선 연결**

팔의 앞부분은 두덩뼈를 지나 한쪽 허벅지로 연결됩니다. 팔의 뒷부분은 엉치뼈를 지나 반대쪽 엉덩이를 지나 허벅지를 돌아무릎 아래까지 연결됩니다. 허벅지 풀러는 앞의 배 부분 풀어주기와 다리 풀어주기를 참조하셔서 치료하시면 됩니다.

5. 치료 사례

디스크 환자의 심한 팔 저림을 풀러로 치료한 사례

정OO 씨는 도시 근교에서 화훼농장을 크게 하는 50대 초반의 건장한 남성입니다. 현대식 설비를 잘 갖춘 넓은 비닐하우스 안에서, 제라늄을 비롯한 몇 가지 꽃들을 철마다 바꿔가면서, 대량으로 열심히 가꿔서 출하하는 것이 그의 본업입니다. 오랫동안 이 일을 해온 그는 워낙 성실하고 부지런한 데다 솜씨가 좋아서, 꽃을 예쁘고 싱싱하게 잘 가꾸기로 주변에서 모두 인정하고 있습니다.

가끔 놀러 가면, 비닐하우스 안에서 땀을 뻘뻘 흘리며 작업을 하다가 일어서며 '씨익~!' 웃는 모습이 그가 키우는 꽃들을 닮았습니다.

어느 날 밤, 늦은 시각에 그로부터 전화가 왔습니다.

"원장님, 늦은 시간에 죄송해유. 팔이 너무 아파서 죽겠시유!"

평소 여간해서는 아프다는 표현을 하지 않는 그가 이렇게 다급하게 전화를 한 걸 보니, 아파도 보통 아픈 게 아닌 모양이었습니다.

"아니, 언제부터 그래요?"

"평소에도 조금씩 저릴 때가 있어서, 병원에서 목 디스크 치료를 좀 받긴 했는데, 오늘 밤부터 갑자기 심해져서 아무리 목과 어깨를 이리저리 움직이려고 해도, 조금도 가라앉지를 않네유."

"허허, 이 시간에 병원에 갈 수도 없고, 이거 큰일이네요."

"그러게 말이에유. 무슨 좋은 방도가 없을까유?"

"방법이 있긴 있지. 내가 하는 말 잘 듣고, 그대로 따라해 봐요."

치료법을 보여주며 통화하려고 영상통화로 바꾸었습니다.

"먼저 아픈 팔 쪽의 목 앞에 있는 이 부분(사각근)을 손가락으로 잘 문지르면서 풀어 봐요."

"그대로 따라 했는데 아직도 아픈데유?"

"한 번에 바로 낫기는 힘들죠. 이어서 쇄골과 어깨관절 사이에 있는 부분을, 위아래로 잘 풀어봐요."

"어때요?"

"조금 나아지는 것도 같은데 아직 아픈 편이에요."

"이제는 뒤에 있는 날개뼈 가운데와 그 주변을 잘 풀어봐요. 혼자하기 어려우면 옆지기한테 해달라고 해요."

"그렇게 하니까 조금 낫긴 해요."

"이번에는 목 디스크에 직접 관련된 방법이니 효과가 있을거에요. 뒤 꼭지에서 조금씩 아래로 내려오면서, 목뼈 옆에 있는 기립근을 손가락이나 볼펜 대롱으로 꼭꼭 누르면서 잘 풀어 봐요."

"아~!"

"어때요?"

"한군데를 누르니 통증이 많이 사라지네유."

"거기가 바로 원인이 되었던 곳이에요. 그곳을 중점적으로 풀어야해요. 하면서 주변 근육도 함께 풀어줘요."

"네, 그렇게 하니까 통증이 많이 줄었어~유! 정말 감사해요!"

이렇게 해서 심한 통증 없이 무사히 밤을 보낸 그는, 다음 날 곱게 핀 빨간 제라늄 화분을 들고 득달같이 저를 찾아왔습니다. 저는 적절히 치료를 해준 뒤, 집에서 스스로 할 수 있는 방법 즉 '풀러 요법'을 자세히 알려주었습니다. 그리고 제발 무리하게 일하지 말라고 당부하였습니다.

그 후 그는 틈이 날 때마다 집에서 열심히 따라 했습니다. 언젠가는 통증이 거의 다 사라졌다고 아주 좋아했습니다. 하지만 화훼농장을 크게 하는데, 출하 때면 무리하여 통증이 재발한다고 합니다. 그래도 이제는 스스로 해결할 수 있으니까 크게 걱정하지 않는다는 이야기를 전합니다.

4장 어깨 부위 통증 치료

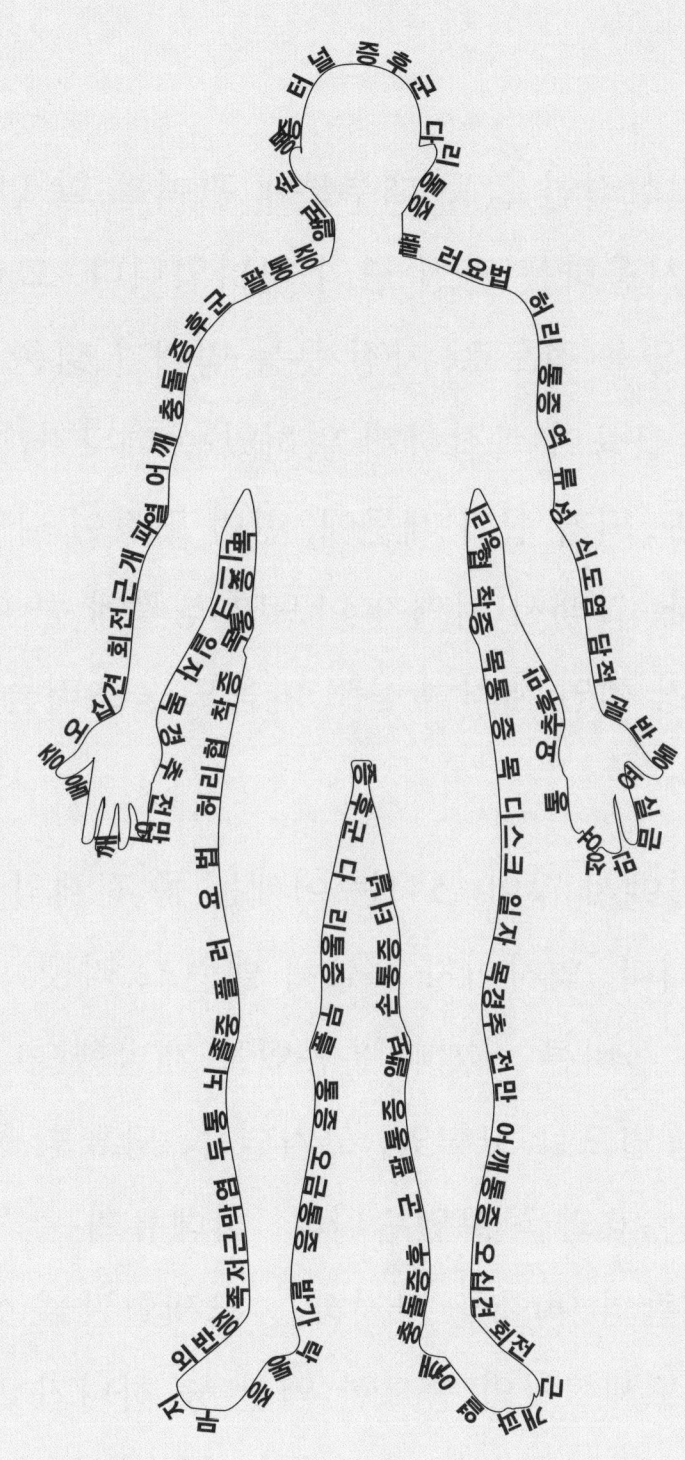

1. 어깨가 잘 돌아가지 않고, 쑤시고 아플 때

어깨는 일상적인 활동 대부분에 관여를 할 만큼, 우리 몸에서 제일 많이 사용하는 관절 중의 하나입니다. 그리고 360도로 회전을 할 수 있을 정도로, 가장 운동 범위가 넓은 관절이기도 합니다. 인대와 근육이 복잡하게 얽혀있는 데다가, 비교적 불안정하고 또 탈구도 되기 쉽기 때문에, 한번 고장이 나면 쉽사리 회복되지 않습니다. 그래서 어깨가 아프면 생활에 큰 어려움을 에 부닥치고, 날개가 꺾인 새처럼 몸도 마음도 움츠러들기 마련입니다.

이처럼 생활에서 많이 쓰이는 어깨는 몸 전체의 혈액순환에도 영향을 미칩니다. 의사이자 《상체 밸런스 리셋》의 저자인 네고로 히데유키는 올바른 어깨뼈 운동법을 개발했습니다. 어깨뼈를 풀어주는 운동법으로 고혈압, 고지혈증, 당뇨병 등 수많은 난치병을 치료하는 효과를 보였습니다. 히데유키는 "뻣뻣해진 어깨뼈는 전체 혈관의 99%를 차지하는 모세혈관을 상하게 하는 주요 원인이다. 모세혈관의 중요한 역할 중 하나가 노폐물 회수인데, 어깨가 굳으면 림프순환 기능까지 악화하여 피로가 좀처럼 풀리지 않고, 몸이 잘 붓게 된다. 어깨가 굳으면 당뇨병이 생길 가능성도 그만큼 커지고, 어깨뼈가 무너지면 뇌도 위험해진다."라고 주장하고 있습니다.

어깨관절은 구조가 복잡하고 또 불안정한 상태인 만큼, 어깨에 발생하는 병의 종류도 매우 다양하고 복잡합니다. 하지만 교통사고나 외부 충격으로 인한 부상 등을 제외하고, 우리가 일상에서 흔하게 접하는 증상으로는, 어깨를 과도하게 사용하든가, 과격한 스포츠를 즐겨서 오는 어깨충돌증후군(뼈와 힘줄, 뼈와 뼈가 충돌해서 생기는 통증을 느끼는 증상)과 회전근개(어깨를 감싸는 4개의 근육) 파열, 그리고 누구나 한번씩 찾아오기 마련인 오십견 등을 들 수 있습니다.

오십견, 회전근개 파열, 어깨충돌증후군 등으로 인해서 조금만 움직여도 어깨관절이 쑤시면서 아프고, 통증으로 밤에 잠을 잘 이루지도 못하는 경우가 많습니다. 어깨가 잘 돌아가지 않아서 일상생활이 몹시 불편하거나, 목과 등까지 무겁고 아프며 팔이 저린 증상까지 나타날 때 등 어깨와 관련된 증상들에 **근육 풀러 요법**에 따라 치료를 통해 통증을 없앨 수 있습니다. 단, 꾸준히 시행해야 효과를 볼 수 있으며, 증상이 심할 때는 꼭 병원 치료와 병행하시기 바랍니다.

2. 단계별 치료법

어깨 통증 풀러 동영상 보기

첫 번째 단계 - 목 및 목 주위 풀기

목과 어깨는 아주 밀접한 관계가 있기에, 목뼈 양쪽에 있는 근육들과 목 주변에 있는 근육들을 차례차례 눌러서 잘 풀어주어야 합니다. 방법은 앞에서 자세하게 설명했으니, 3장을 참조하세요. 3장에서 마지막에 나오는 배 부위 풀기는 이번 치료 과정에 나오기 때문에 미리 할 필요는 없습니다.

두 번째 단계 - 어깨관절 주위 풀기

1) 앞가슴 근육 풀기

환자로 하여금 의자에 편하게 앉아서, 등과 허리를 반듯하게 펴도록 합니다. 치료 도우미는 한 손으로는 환자의 아픈 쪽 어깨를 잡고, 다른 한 손으로는 풀러 도구를 쥐고, 약간 뾰족한 부분으로 어깨관절과 관절 주변을 차례차례 잘 풀어줍니다. 어깨관절과 관절 주변에는 약간 뾰족한 부분을 사용하는 것이 좋습니다.

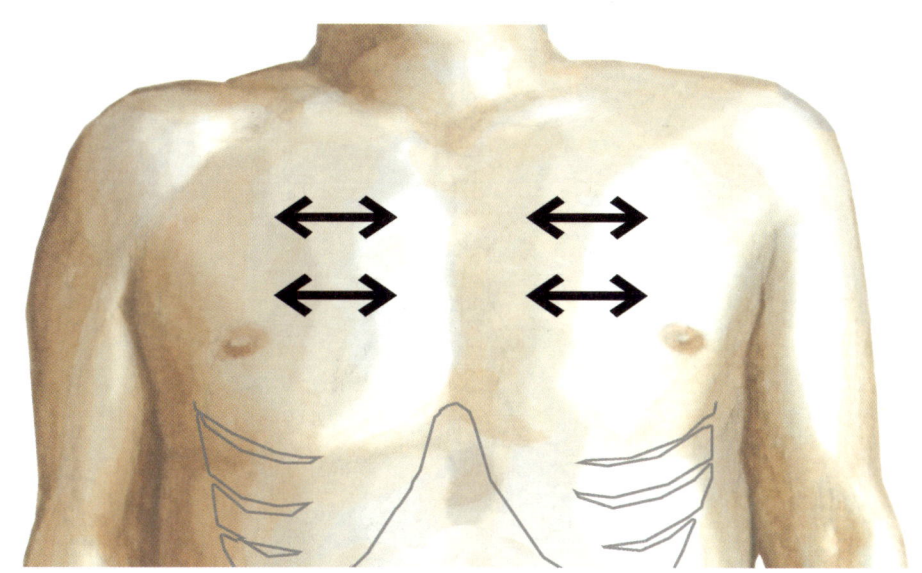

그림 4-1 **앞가슴 근육 풀기**

어깨관절을 바로 푸는 것보다 차례 차례로 풀어가야 효과가 있습니다. 아프다고 어깨부터 치료하려고 하지만 치료효과가 안나는 이유는 연결된 다른 근육때문에 당겨져서 통증이 올 수 있기 때문입니다. 먼저 앞가슴부터 풀어주는 게 좋습니다. 아픈 쪽 어깨관절의 앞가슴에 있는 근육 여기저기를 눌러보아서, 아픈 곳마다 지그시 누르면서 살살 잘 풀어줍니다.

2) 어깨골 근육 풀기

다음에는 아픈 쪽 어깨관절과 앞가슴 사이에 깊게 파인 고랑에 대고 차례차례 눌러보아서 아픈 곳마다 지그시 누르면서 살살 잘 풀어줍니다.

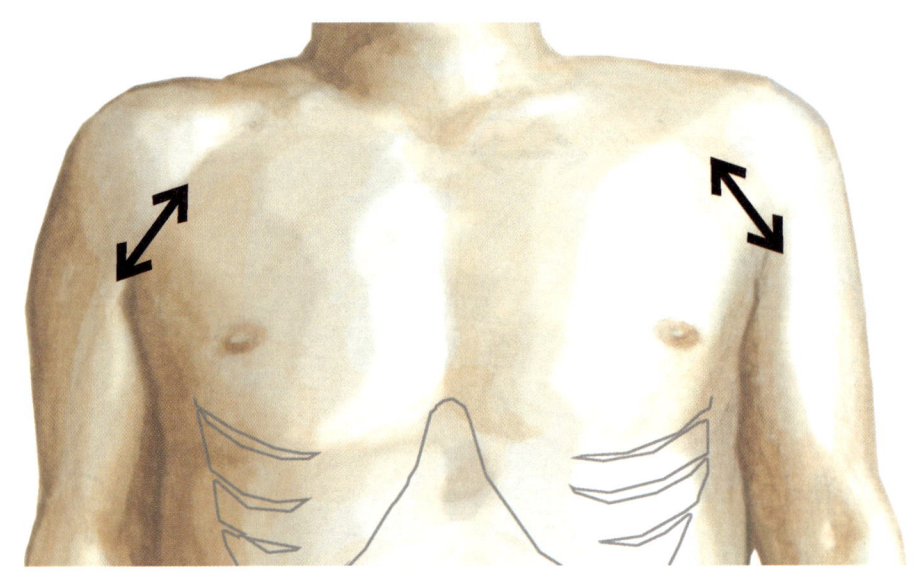

그림 4-2 **어깨골 풀기**

3) 어깨 삼각근 풀기

풀러 도구의 약간 뾰족한 부분으로, 아픈 쪽 어깨관절의 옆쪽 약간 아래 부위, 그러니까 우리가 흔히 삼각근이라고 부르는 부분을 앞뒤로 여기저기 눌러보아서 아픈 곳마다 지그시 누르면서 살살 잘 풀어줍니다.

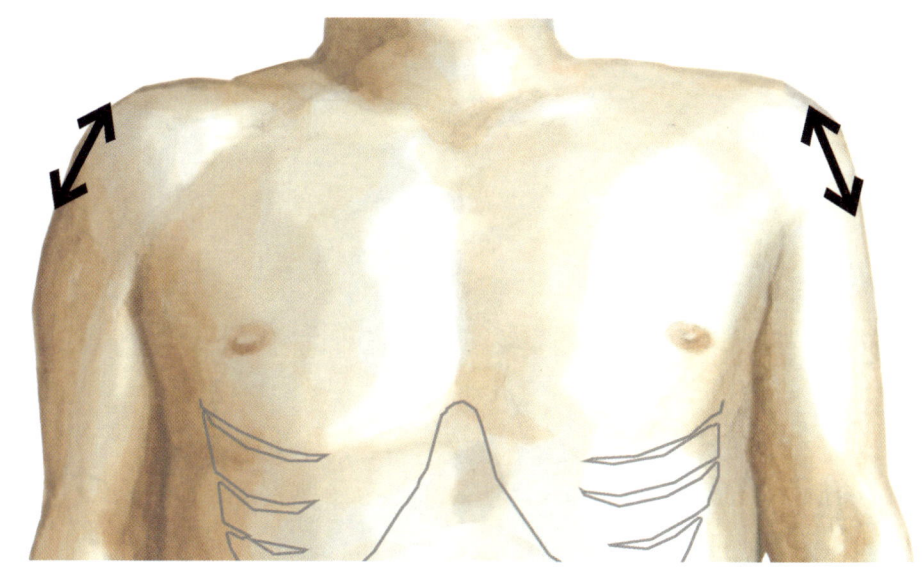

그림 4-3 **어깨 삼각근 풀기**

4) 날개뼈 근육 풀기

아픈 쪽 어깨관절의 날개뼈(견갑골) 부위에 있는 근육들을 여기저기 눌러보아서, 아픈 곳마다 지그시 누르면서 살살 잘 풀어줍니다. 어깨 관절이 아프거나 굳어있으면, 이곳을 조금만 눌러도 대부분 자지러지게 소리를 지르며 아픔을 호소합니다. 통증이 줄어들 때가지 계속 해줄 필요가 있습니다.

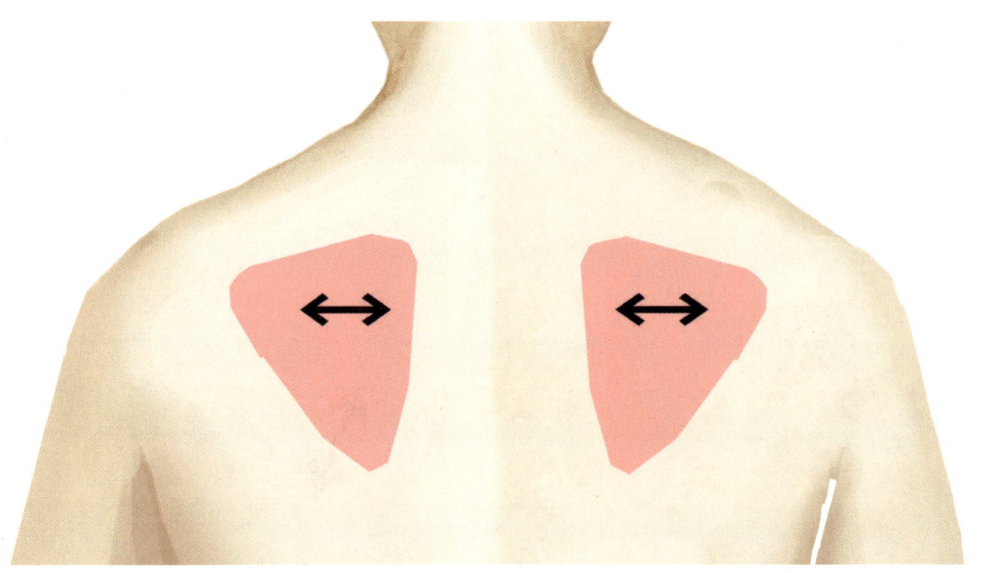

그림 4-4 **날개뼈 근육 풀기**

4) 겨드랑이 뒷 근육 풀기

풀러 도구의 약간 뾰족한 부분으로, 겨드랑이 뒷부분과 어깨뼈 봉우리를 선으로 그었을 때, 밑에서 위로 약 1/3쯤 되는 부분에 대고, 약간 위쪽을 향해서 지그시 누르면서 살살 잘 풀어줍니다.

어깨가 안 좋은 분들은 이곳을 누르면 통증을 무척 많이 호소합니다. 숨겨져 있지만 통증과 관련해서는 중요한 근육입니다. 어깨가 아픈 사람들은 놓치지 말고 풀어줘야 하는 부분입니다.

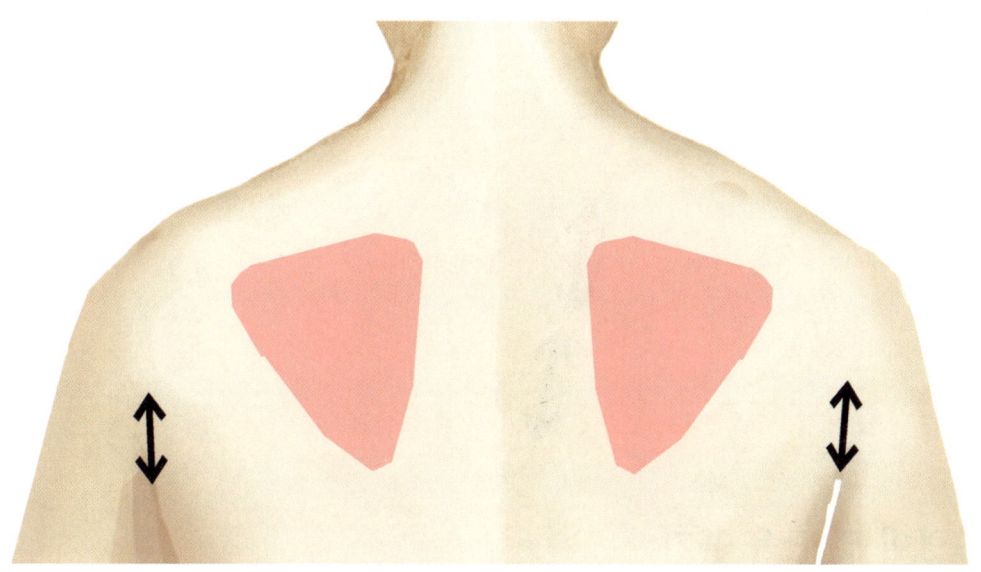

그림 4-5 **겨드랑이 뒷 근육 풀기**

5) 겨드랑이 밑 근육 풀기

풀러 도구의 약간 뾰족한 부분으로, 겨드랑이에서 조금 아래쪽 부분을 풀어줍니다. 그림처럼 겨드랑이 밑의 게 퍼져있는 근육에 대고 여기저기 눌러보아서, 아픈 곳마다 지그시 누르면서 풀어줍니다. 이곳은 어깨 치료에 필수적인 곳이지만. 의외로 잘 놓치고 소홀히 하기 쉬운 부위입니다. 어깨가 안 좋은 분들은 역시 겨드랑이 밑을 누르면 통증을 무척 많이 호소합니다.

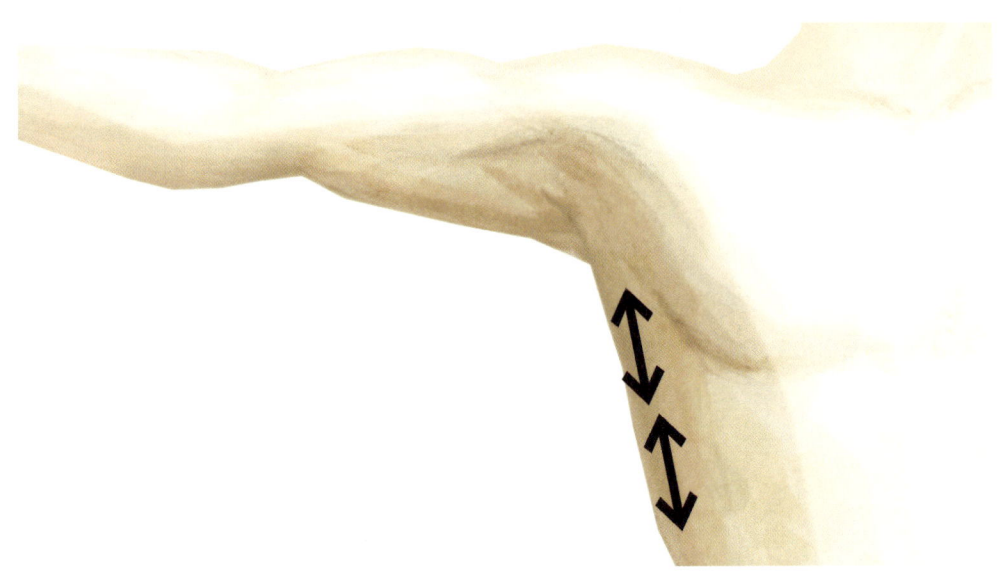

그림4-6 **겨드랑이 밑 근육 풀기**

6) 어깨뼈와 흉추 사이 근육 풀기

풀러 도구의 약간 뾰족한 부분으로, 어깨뼈(견갑골)와 등뼈(흉추) 사이에 있는 근육에 대고, 여기저기 눌러보아서 아픈 곳마다 지그시 누르면서 살살 잘 풀어줍니다.

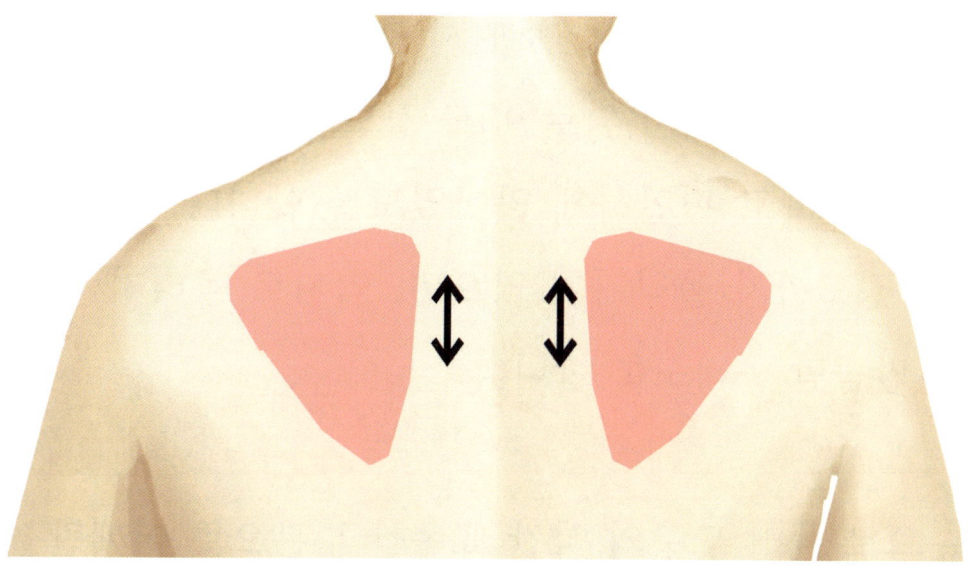

그림 4-7 **어깨뼈와 흉추 사이 근육 풀기**

세 번째 단계 - 어깨관절 풀기

지금까지 어깨 관절 주위에 있는 근육들을 차례로 잘 풀어주기만 해도, 팔을 놀리기가 훨씬 편해집니다. 통증도 많이 줄어들게 됩니다. 하지만 치료 효과를 더욱 높이기 위해서는, 마지막으로 꼭 다스려 주어야 할 곳이 한 군데 더 남아있습니다. 바로 아파서 문제가 된 어깨관절입니다.

치료 도우미가 환자의 옆얼굴을 보면서 측면에 서서, 한 손으로 환자의 아픈 쪽 팔을 밑에서 위로 90도 정도로 들어 올려주고, 환자가 힘을 최대한 빼고 편안하게 앉아있도록 합니다. 이때 환자의 팔이 90도 정도까지 올라가지 않으면, 억지로 올리지 말고 올라갈 수 있을 만큼만 올리도록 합니다.

나머지 한 손으로 풀러 도구의 약간 뾰족한 부분으로 어깨관절 사이에 있는 틈새를 찾아서, 좁아진 관절 사이를 조금 벌린다는 생각으로 지그시 누르고 앞뒤로 살살 잘 풀어줍니다. 이렇게 어깨 관절의 둥근 면을 따라 차례차례 꼭꼭 누르면서 잘 풀어줍니다. 너무 세게 누를 필요는 없고, 정확한 위치를 찾는 것이 중요합니다.

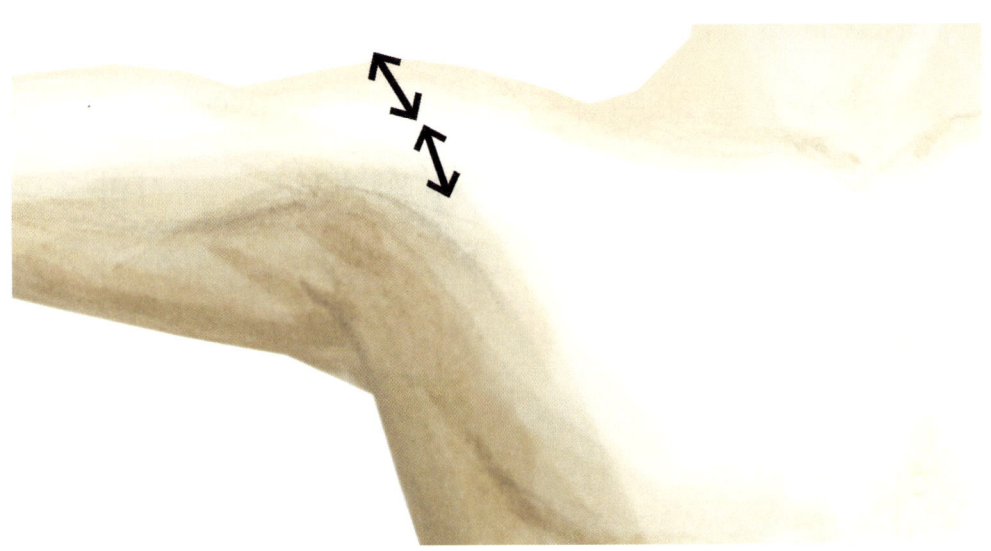

그림 4-8 **어깨 관절 사이 근육 풀기**

이때, 오랫동안 굳어있던 분들은 자지러지게 소리를 지르면서 무척 고통스러워합니다. 그만큼 문제가 심각하다는 증거입니다. 하지만 겁내실 필요는 없습니다. 이 정도의 자극으로는 증상이 더 심해지거나 위험해지지 않고, 안전합니다. 오히려 시행 횟수가 거듭될수록 아픔이 줄어들면서, 어깨관절의 통증이나 활동 범위가 훨씬 좋아질 수 있습니다. 단, 횟수가 반복되어도 통증이 나아지지 않고 회전근개가 많이 파열된 경우는 병원을 찾아서 수술을 받아야 합니다.

네 번째 단계 - 배 부위 풀기

어깨관절이 아프면서 잘 돌아가지 않고 팔이 저릴 때도 과식이나 폭식 등 먹는 것을 조심하고, 배에 있는 근육을 잘 풀어주는 것이 중요합니다. 배에 있는 근육들의 과도한 긴장과 수축은 모든 근골격계의 긴장을 유발하고, 어깨관절 주위의 근육에도 많은 영향을 미치기 때문입니다. 배 근육을 푸는 방법은 앞에서 자세하게 설명했으니, 2장의 배 부위 풀기를 참조하세요.

3. 어깨 관련 질환들

1) 오십견

오십견에 대해서는 많은 분들이 잘 알고 계시리라 믿습니다. 주로 나이가 오십이 넘은 사람들에게서, 어깨가 딱 얼어붙은 것처럼 이리저리 잘 움직여지지도 않고, 옷을 갈아입기도 힘들 정도로 불편하고 몹시 아픈 증상을 일컫는 말입니다. 오십견은 다른 말로 동결견이나 유착성 관절낭염이라고 부르기도 하는데, 오십 살에 주로 나타난다고 그렇게 부릅니다. 하지만 요즘은 나이가 30, 40대인데도 불구하고 이런 증상이 나타나는, 소위 30견 40견도 흔한 실정입니다. 그만큼 어깨를 많이 혹사하며 살고 있다는 이야기입니다.

오십견은 대부분 특별한 이유도 없이 한쪽 어깨가 고장이 나서 잘 쓰지 못하게 증상입니다. 야간에 통증이 심해지기 때문에 밤에 잠을 설치기도 합니다. 그렇게 몇 달 혹은 1~2년 동안 고생을 하다가 겨우 회복이 되면, 이번에는 반대편 어깨가 똑같이 고장 나기 시작합니다.

왜 이런 증상이 생기는 것일까요? 가장 큰 원인으로는 노화와 운동 부족을 들 수 있는데, 한마디로 말해서 그동안 기계를 많이 돌리면서도 기름칠을 제대로 해주지 않아서 녹이 슨 것이라고 말할 수 있겠습니다. 오랜 동안 어깨를 쓰다 보면, 어깨 관절 내의 힘줄이나 인대, 그리고 주변 연부조직에 염증이 조금씩 생기고 손상이 오기 마련입니다. 그리고 이러한 염증이 오래 누적되면 힘줄이나 인대가 두꺼워지고, 관절 주위에 있는 윤활유 주머니인 관절낭이 유착이 되어서 오십견이 발생하게 됩니다.

오십견은 시기에 따라서 다음과 같이 3단계로 나눌 수 있습니다.

- **통증기** : 초기에 어깨가 굳어가면서 통증과 경직이 서서히 심해지는 시기로, 이 과정이 보통 3~4개월에 걸쳐서 진행됩니다.
- **동결기** : 통증은 서서히 감소하지만 어깨가 경직되는 증상이 심해지는 시기입니다. 보통 4~12개월 지속됩니다.
- **해빙기** : 통증과 경직된 증상이 서서히 풀리는 시기로, 보통 1~2년 사이에 점차 어깨가 부드러워지면서 정상적으로 회복됩니다.

2) 회전근개 파열

회전근개는 어깨 관절을 덮고 있는 4개의 힘줄(극상근, 극하근, 소원근, 견갑하근)로 어깨를 들거나 돌리는 등 어깨관절 운동에 관여하는 중요한 조직입니다. 그런데 갑작스러운 운동으로 어깨 힘줄에 강한 충격이 가해지거나, 평소 무리하게 사용하면서 반복적인 자극이 누적되면, 힘줄에 피로가 쌓이고 파열되면서 극심한 통증이 발생하는 데, 이를 회전근개 파열이라고 합니다. 흔히들 오십견과 혼동하기가 쉬운데, 회전근개 파열의 경우 스스로 팔을 올리기는 힘들어도 남이 올려주면 쉽게 올라가지만, 오십견은 남이 올려주어도 팔이 쉽게 올라가지 않습니다.

회전근개가 파열되면 어깨 통증으로 팔을 잘 들어 올리지 못하거나, 등 뒤로 손이 잘 올라가지 않으며, 밤에 심한 통증이 올 수 있습니다. 초기에는 극심한 통증이 나타나지만, 시간이 지날수록 통증이 줄어듭니다. 이 때문에 과격한 운동을 즐기는 젊은이들은 이를 근육통으로 오인할 때가 많습니다. 또 중년 이후에는 단순히 오십견으로 여기며 자가 치료를 하는 등 전문적인 치료를 소홀히 하기 쉽습니다.

회전근개 파열의 원인으로는 과도한 사용으로 인해 반복적으로 충격을 받거나, 노화로 인해 서서히 닳아서 끊어지거나, 무리한 운동을 많이 하거나, 교통사고와 같은 외상 등입니다. 젊은 남성들은 대부분 무리한 운동으로 어깨에 부담과 충격을 많이 주어서 발생하는 경우가 많습니다. 회전근개 파열은 특정한 동작을 취할 때 통증이 나타나는데, 팔이 잘 올라가지 않거나, 밤에 통증이 심하고, 아픈 쪽으로 돌아누웠을 때 더 아픈 것이 보통입니다. 심하면 팔에 힘이 빠져서 팔로 쓰는 일을 하기 곤란한 경우도 종종 있습니다.

3) 어깨충돌증후군

어깨 관절은 앞에서 살펴본 바와 같이, 워낙 구조가 복잡한데다 운동 범위가 가장 넓고 또 움직임이 많아서, 주변의 근육이나 인대들과 충돌이 잘 일어나는 곳입니다. 어깨충돌증후군은 어깨뼈의 볼록한 부분인 견봉과, 팔의 위쪽에 있는 상완골 사이의 공간이 좁아지면서, 주변에 있는 회전근개 힘줄이 어깨뼈와 지속적으로 부딪혀서 발생하는 대표적인 어깨 질환입니다. 초기에는 어깨관절에만 통증이 오지만, 심해지면 팔도 저리고 목덜미도 아프기 때문에 목 디스크로 오인하기 쉽습니다.

어깨 충돌 증후군

어깨충돌증후군은 주로 40대 이후에 발병하지만, 요즘은 스포츠를 즐기는 20, 30대에서도 많이 나타납니다. 대부분 야구, 테니스, 배드민턴 등 팔을 위로 자주 사용하는 운동이 주요 원인입니다. 그리고 교통사고 등 갑작스러운 외상으로 인해서도 잘 발생합니다. 가사노동을 많이 하는 가정주부에게도 올 수 있고, 어깨 관절의 선천적인 이상이나, 노화로 인한 퇴행성 변화로 올 수 있습니다. 방치할 경우, 회전근개 파열로 진행할 수 있으므로 주의해야 합니다.

어깨 충돌증후군의 주요 증상은 다음과 같습니다.

- 어깨 통증 : 팔을 머리 위로 들어 올릴 때 특히 통증이 심하게 발생.

- 운동 제한 : 팔을 앞뒤로 돌리는 것이 힘들고, 뭔가 걸리는 느낌이 듦.

- 야간 통증 : 밤에 잘 때 어깨 통증이 악화되는 경우가 많음.

- 근력 약화 : 어깨 근육의 힘이 약해지면서 일상 활동이 어려워짐.

- 수면 장애 : 통증으로 잠을 깊이 자기 어려워질 수 있음.

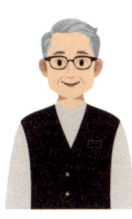 어깨충돌증후군은 풀러 요법으로 치료가 가능합니다. 하지만 2개월 넘게 통증이 지속된다면 수술도 생각해야 합니다.

4. 어깨에 좋은 운동

똑같은 동작이 반복되는 경우에는 중간중간 쉬면서 어깨를 풀어주는 스트레칭을 하는 게 좋습니다. 다음을 참고해서 자주 어깨를 풀어주세요

- 한 팔로 반대쪽 어깨를 안으로 당겨 주기
- 깍지를 끼고 팔꿈치 부분을 벽에 대고 몸통을 앞쪽으로 서서히 밀어주기
- 벽을 보고 서서 두 팔을 벽에 대고 몸을 내밀어 벽을 누르기

5. 치료 사례

90세 노인의 어깨 통증 완화 사례

이OO 할머니는 90세가 조금 넘은 나이에도 불구하고 아직 혼자서 거뜬히 생활하실 만큼 몸이 정정한 편입니다. 정신도 또렷하여 치매 끼도 거의 없다고 합니다. 아무리 정정하시지만, 연세가 연세이니만치 몸 여기저기 안 아픈 곳이 없는 실정입니다.

이OO 할머니는 6. 25 때 남편을 잃고 젊은 나이에 홀로 되어, 시장 좌판에서 장사하면서 세 남매를 훌륭하게 키워내신 억척스럽고 장한 어머니입니다. 그 길고 힘든 세월을 묵묵히 견디며, 혼자서 세 남매를 키우는 동안 얼마나 고생이 심하셨을지는 말씀을 안 해도 충분히 짐작이 갑니다.

독립심이 강하고 몸도 아직 정정하신 할머니는 자식들이 아무리 함께 살자고 권유해도, 혼자서 사는 게 마음이 편하다면서 작은 임대아파트에서 홀로 살고 계십니다. 제가 잘 아는 지인의 어머니인지라 저의 한의원에도 자주 내원하셔서, 목 허리 어깨 무릎 등 근골격계 통증에 대한 치료를 받으셨습니다. 오래전부터 고혈압과 당뇨가 있기는 하지만, 어디 특별한 이상이 없는 전형적인 노인성 질환이었습니다.

어느 날 지인이 저를 찾아와서 상담을 요청하였습니다. 어머니가 거리도 멀고 기력도 점점 떨어지셔서, 여기까지 자주 치료받으러 오시기가 힘드니, 무슨 좋은 방도가 없느냐는 것이었습니다. 제가 전에 여러 번 권유를 드린 대로, 집에서 가까운 한의원에 가셔서 침을 맞으시라고 해도, 여기 아니면 절대로 가지 않겠다면서 고집을 부리신다는 것이었습니다.

저는 궁리 끝에 한 가지 방도를 생각해 냈습니다.

"어머님 집으로 매일 방문하는 요양보호사가 있지요?"

"네. 하루에 4시간씩 와서 도와주는 분이 있습니다만---."

"혹시 그분하고 잘 아는 사이인가요?"

"마침 잘 아는 후배의 여동생이기도 하고, 오래되다 보니 정도

들어서 가족같이 지냅니다. 어머니도 친딸처럼 여기시고요."

"그럼 잘됐습니다. 제가 그분에게 집에서 홈케어를 할 방법을 알려드릴 테니까, 언제 한번 오라고 하세요."

"의학에 대한 지식이 전혀 없는 데도 괜찮을까요?"

"네, 괜찮습니다. 그런 것과는 아무 상관이 없습니다."

그런지 얼마 지나지 않아서, 할머니를 담당하는 요양보호사가 저를 찾아왔습니다. 저는 이 책에서 소개한 대로 풀러 요법에 대해 자세하게 설명해 주었습니다. 그리고 시행하다가 혹시 의문이 나는 점이 있으면 주저하지 말고 전화를 하라고 일렀습니다.

이렇게 해서 요양보호사를 통한 할머니의 풀러 요법이 시작되었습니다. 우선 가장 아프다고 호소하시는 양 어깨와 팔을 '풀러' 하였습니다. 유모차와 보행기를 닮은 '실버카'를 끌고 다니느라 양쪽 팔에 근육통이 있다고 했습니다. 어깨 승모근과 관절 주위를 눌러보아서 유난히 아프다고 호소하는 부위를 중점적으로 잘 풀어준 다음, 위팔과 아래팔을 골고루 풀어주도록 하였습니다. 그렇게 하고 나자 어깨와 팔이 훨씬 가볍고 통증도

4장 어깨 부위 통증 치료

조금 줄어들었습니다.

"원장님! 가르쳐주신 대로 했더니, 어깨와 팔이 많이 좋아지셨어요. 정말 신기하네요. 감사합니다!"

며칠 후 요양보호사가 약간 흥분된 목소리로 전화했습니다.

"아, 그래요. 요양보호사 쌤이 정성껏 열심히 풀러한 덕분인가 봐요. 정말 수고했어요. 다음에는 허리를 해드리도록 하세요. 근데 허리는 워낙 오래된 병이라서, 그리고 연세가 많아서 쉽게 호전되지는 않을 거 같아요. 그래도 조금씩 부드러워지기는 할 테니까, 그것만 해도 많이 좋아하실 거요."

"네, 잘 알겠습니다."

그 후, 요양보호사는 할머니에게 매일 열심히 풀러 요법을 해드렸습니다. 워낙 마음씨가 곱고 착한 분이라서, 머리끝부터 발끝까지 정성껏 풀어드렸다고 했습니다. 그 결과 할머니의 몸 상태는 놀라울 정도로 호전되었고, 무엇보다도 삶의 활력을 되찾아서 즐겁게 하루하루를 보내고 계십니다.

5장 무릎 부위 통증 치료

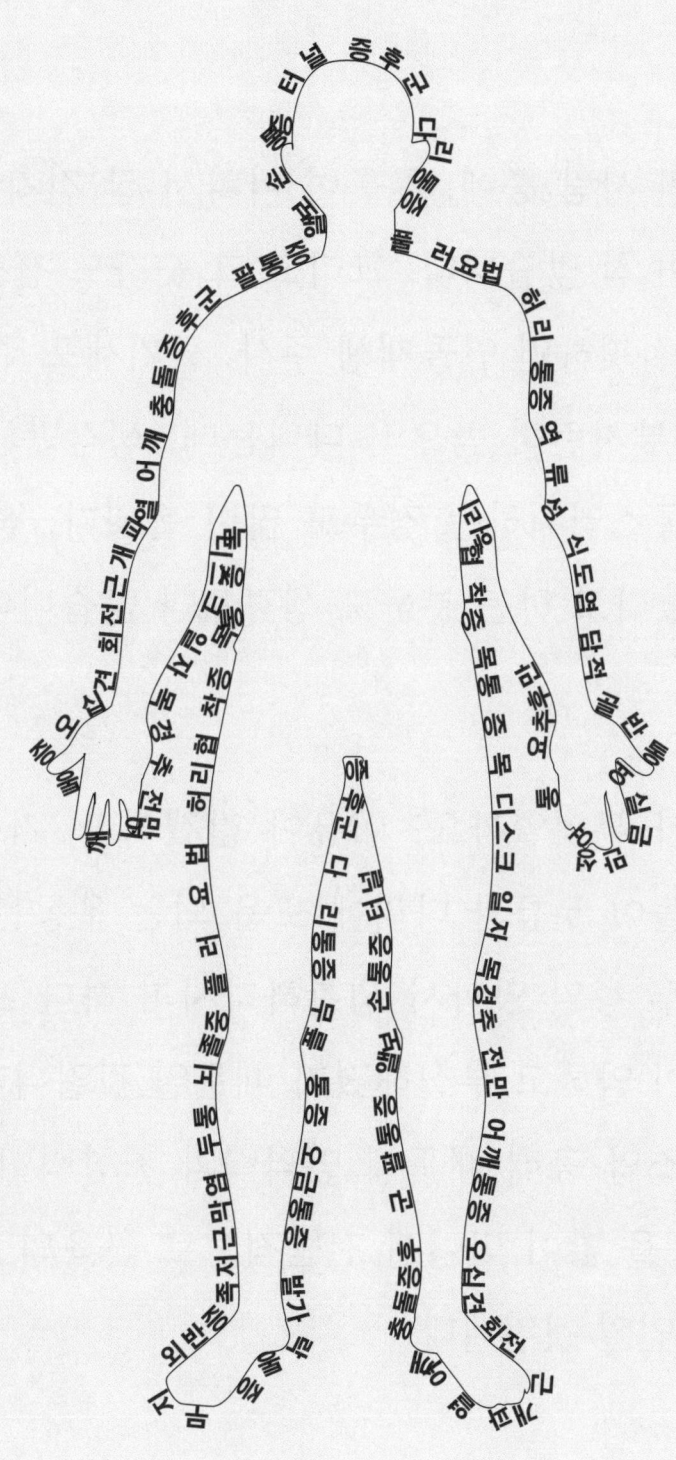

1. 갈수록 늘어가는 무릎 병

요즘 주변 사람 중에, 무릎이 아파서 잘 걷지 못하고 고생한다는 사람들이 참 많습니다. 그리고 그 숫자도 점점 더 늘어나는 추세입니다. 걸핏하면 연골재생 주사, 줄기세포 주사, 또 뭐다 하면서 치료를 부지런히 받으러 다니는데, 생각만큼 치료가 잘 되지 않아서 고통스러워하는 경우도 많이 봅니다. 심지어는 인공관절 수술을 받았다고 하는 분들도 생각보다 많습니다.

그 이유가 무엇일까요? 이유야 많겠지만, 가장 커다란 원인은 역시 사람들이 무릎과 다리에 도움 되는 운동은 거의 하지 않고, 대부분 하루 종일 앉아서 생활하다시피 하다 보니, 예전에 비해 다리가 많이 약하고 부실해졌기 때문일 것입니다. 그리고 가뜩이나 스트레스와 공해 때문에 면역력과 저항력이 약해진 데다, 인스턴트식품을 많이 먹어서 전반적으로 근육의 상태가 나빠진 것도 주요 원인일 것입니다.

무릎이 아프면 정말로 큰일입니다. 먼 곳은 물론이고. 가까운 곳도 마음대로 다닐 수가 없기 때문입니다. 평소에 일상적으로 해오던 이런저런 활동들도 자연히 줄어들게 되고, 그토록 좋아하던 여행은 꿈도 못 꾸게 됩니다. 잘 걷지 못하게 되면 자연히 체중이 불어서, 무릎이 더 아파지는 악순환에 빠지기도 합니다. 그러다 보면 점차 의기소침해지면서 삶의 질도 크게 떨어지기 마련입니다. 사람에 따라서는 불면증과 우울증까지 올 수도 있습니다.

무릎을 많이 써서 관절이 약해져 있거나, 퇴행성관절염 등으로 인해서 무릎이 늘 뻐근하게 아프고, 걸을 때마다 통증이 와서 계단을 잘 오르내리지 못하고, 비가 오거나 날씨가 추우면 통증이 더하고, 무릎이 잘 붓고 혹은 시리기도 하고, 심하면 무릎에 힘이 빠져서 걷다가 주저앉고 싶을 때, 누구나 집에서 간단한 도구를 이용해서 치료에 큰 도움이 될 방법을 알려드리겠습니다. **근육 풀러 요법**에 입각한 이 치료법을 잘 익혀서 따라 해 보시기 바랍니다. 단, 꾸준히 시행해야 효과를 볼 수 있으며, 증상이 심할 때는 꼭 병원 치료와 병행하시기 바랍니다.

2. 단계별 치료법

무릎 통증 풀러 동영상 보기

첫 번째 단계 - 허벅지 및 엉치 풀기

환자가 천장을 보고 전신에 힘을 빼고 편안하게 눕도록 합니다. 이때 무릎은 굽히지 말고, 쭉 뻗도록 합니다. 치료 도우미는 풀러 도구의 약간 뾰족한 부분으로 환자의 허벅지와 엉치 주변을 풀어줍니다.

1) 허벅지 근육 풀기

풀러 도구의 약간 뾰족한 부분으로, 아픈 무릎 관절의 허벅지 앞쪽에 있는 근육들을 위아래로 차례차례 눌러보아서, 아픈 지점마다 지그시 누르면서 살살 잘 풀어줍니다. 맨살 위에 대고 문지르는 게 원칙이나, 피부가 약한 분은 얇은 천을 위에 대고 해도 무방합니다. 평소 무릎이 아픈 분들은 이 부위를 누르면 대부분 매우 심한 통증을 느낍니다.

유난히 아프다고 호소하는 부위가 있는데, 그런 곳은 여러 번 더 문질러서 잘 풀어주어야 합니다.

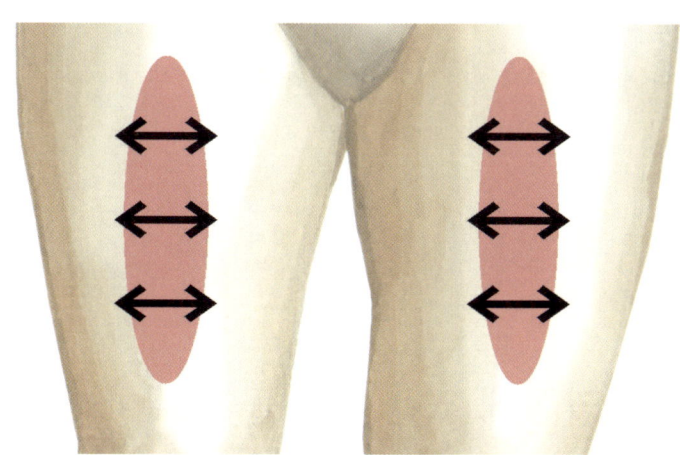

그림 5-1 **허벅지 근육 풀기**

2) 허벅지 안쪽 근육 풀기

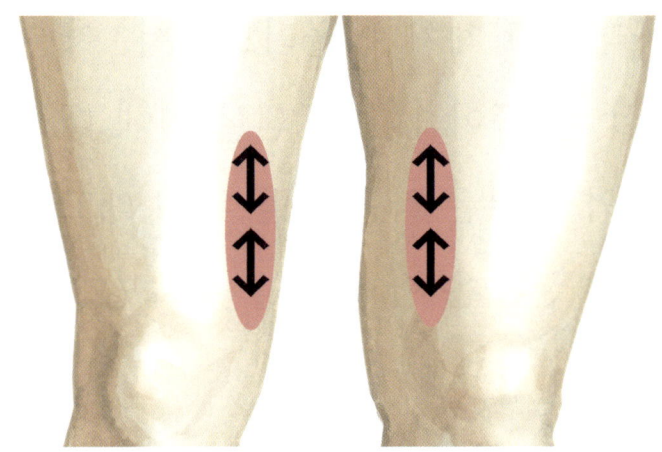

그림 5-2 **허벅지 안쪽 근육 풀기**

풀러 도구의 약간 뾰족한 부분으로, 아픈 무릎 관절의 허벅지 안쪽에 있는 근육들을 위아래로 차례차례 눌러보아서, 아픈 지점마다 지그시 누르면서 살살 잘 풀어줍니다.

3) 허벅지 바깥쪽 근육 풀기

아픈 무릎 관절의 허벅지 바깥쪽에 있는 근육들을 위아래로 차례차례 눌러보아서, 아픈 지점마다 지그시 누르면서 살살 잘 풀어줍니다.

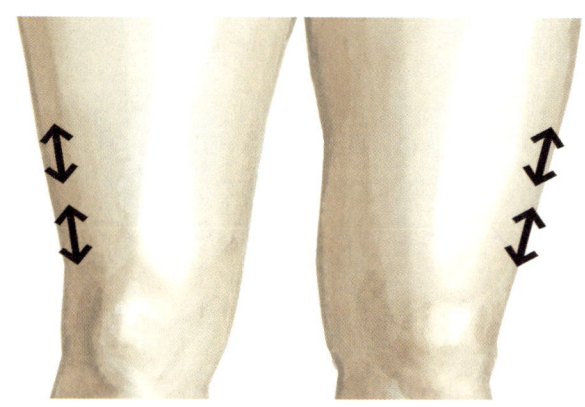

그림 5-3 **허벅지 바깥쪽 근육 풀기**

4) 허벅지 햄스트링 풀기

환자로 하여금 돌아서 엎드리게 한 뒤, 풀러 도구의 약간 뾰족한 부분으로, 아픈 무릎 관절의 허벅지 뒤쪽에 있는 근육들을 위아래로 차례차례 눌러보아서, 아픈 지점마다 지그시 누르면서 살살 잘 풀어줍니다. 흔히 햄스트링이라고 부르는 이 근육은 무릎 치료에 매우 중요하기 때문에 결코 소홀히 해서는 안 됩니다.

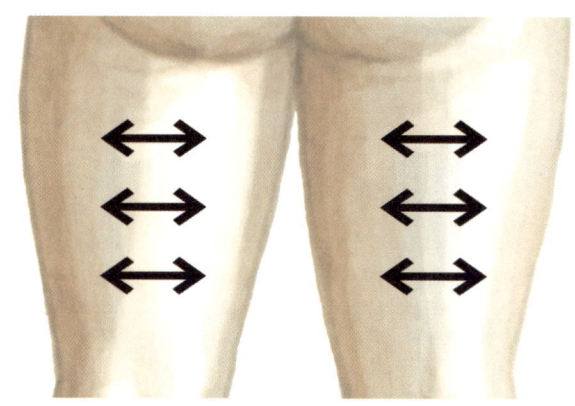

그림5-4 **허벅지 햄스트링 풀기**

5) 엉치와 고관절 근육 풀기

풀러 도구의 약간 뾰족한 부분으로, 아픈 무릎 관절의 엉치에 있는 근육들을 상하좌우로 여기저기 눌러보아서, 아픈 지점마다 지그시 누르면서 살살 잘 풀어줍니다. 무릎과 엉치는 밀접한 관계가 있기때문에, 꼭 풀어주어야 합니다. 엉치를 풀어줄 때 고관절 부위도 함께 풀어주면 좋습니다.

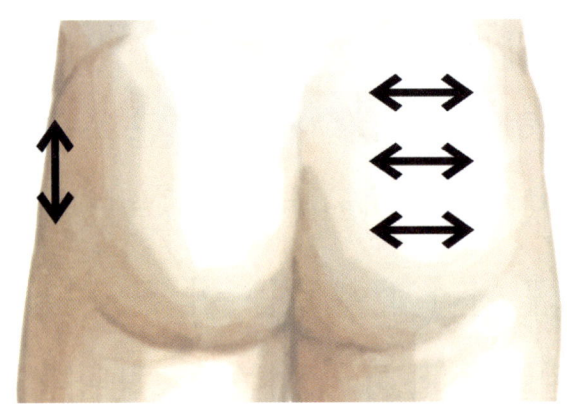

그림 5-5 **엉치와 고관절 근육 풀기**

두 번째 단계 - 무릎 관절 및 주위 풀기

허벅지와 엉치 주변에 있는 근육들을 차례로 잘 풀어주기만 해도, 벌써 무릎을 놀리기가 훨씬 편해지고, 통증도 많이 줄어들게 됩니다. 하지만 치료 효과를 더욱 높이기 위해서는, 마지막으로 다스려 주어야 할 곳이 한 군데 더 남아있습니다. 바로 아파서 문제가 된 무릎 관절 및 주변입니다.

6) 무릎뼈(슬개골) 풀기

먼저 풀러 도구의 약간 뾰족한 부분으로, 둥그런 무릎 뼈(슬개골)을 중심으로 무릎 뼈와 맞닿은 부위를 둥그렇게 원을 그리면서 차례차례 눌러보아서, 아픈 지점마다 지그시 누르면서 살살 잘 풀어줍니다.

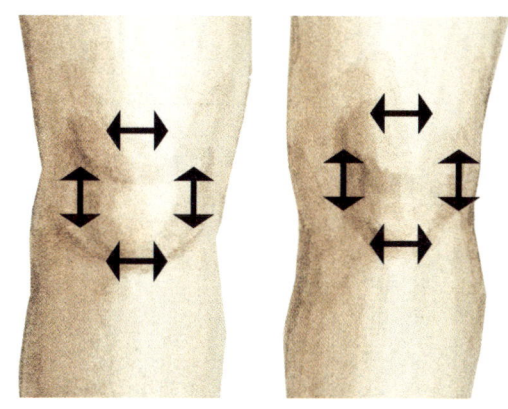

그림 5-6 **무릎뼈(슬개골) 풀기**

7) 무릎 관절 안쪽 바깥쪽 풀기

무릎 관절의 안쪽과 바깥쪽을 풀어줍니다. 여기는 무릎관절을 지탱하는 중요한 인대가 있는 곳입니다. 풀러 도구의 약간 뽀족한 부분으로, 안쪽 부위와 바깥쪽 부위를 여기저기 눌러보아서, 아픈 곳마다 지그시 누르면서 살살 잘 풀어줍니다.

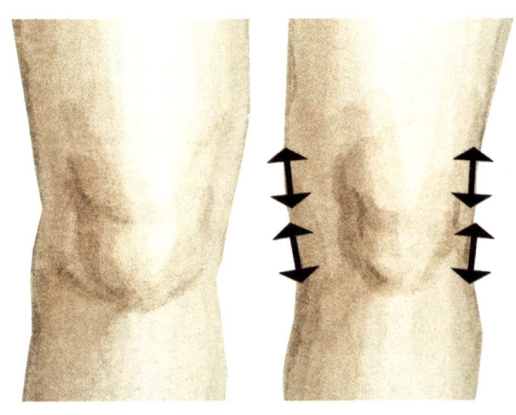

그림 5-7 **무릎 관절 안쪽 바깥쪽 풀기**

8) 무릎 아래 부위 풀기

무릎 바로 아래 부위입니다. 이곳에 있는 정강이뼈를 확인한 뒤, 풀러 도구의 약간 뾰족한 부분으로, 정강이뼈 안쪽과 바깥쪽 부위를 차례차례 눌러보아서, 아픈 지점마다 지그시 누르면서 살살 잘 풀어줍니다.

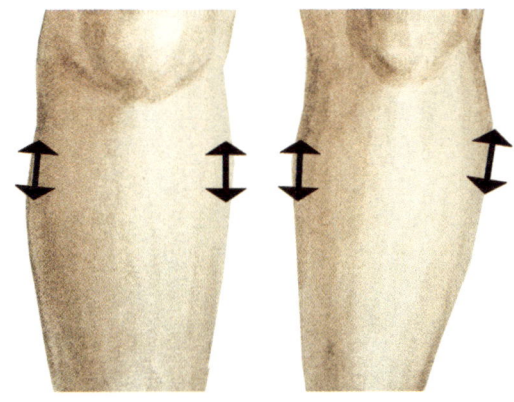

그림 5-8 **무릎 아래 정강이뼈 안쪽 바깥쪽 근육 풀기**

9) 무릎 뒤 부위 풀기

무릎 뒤쪽입니다. 뒤쪽에 있는 오금 부위도 무릎 관절을 움직이는 데 중요한 곳입니다. 풀러 도구의 약간 뾰족한 부분으로, 오금을 상하좌우로 차례차례 눌러보아서, 아픈 지점마다 지그시 누르면서 살살 잘 풀어줍니다. 그 후에는 종아리 부위를 풀어줍니다. 종아리 근육은 무릎 관절을 아래서 지탱하고 있는 매우 중요한 곳입니다. 풀러 도구의 약간 뾰족한 부분으로, 종아리 근육들을 위아래로 차례차례 눌러보아서, 아픈 지점마다 지그시 누르면서 살살 잘 풀어줍니다.

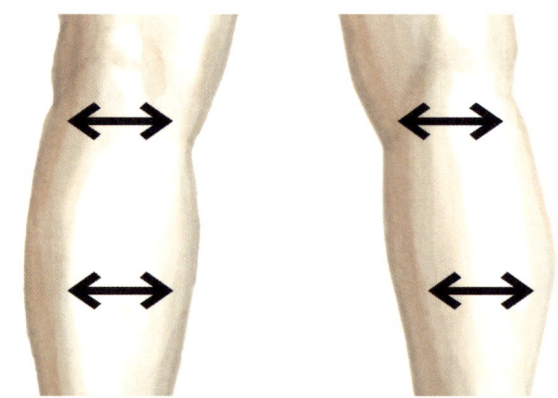

그림 5-9 **오금과 종아리 근육 풀기**

세 번째 단계 - 배 부위 풀기

무릎이 아플 때도 먼저 과식이나 폭식 등 먹는 것을 조심하고, 배에 있는 근육을 잘 풀어주는 것이 중요합니다. 배에 있는 근육들의 과도한 긴장과 수축은 모든 근육과 뼈와 관절의 긴장을 유발하고, 무릎 주위의 근육에도 많은 영향을 미치기 때문입니다. 배 근육을 푸는 방법은 앞에서 자세하게 소개를 했으니까, 2장을 참조하세요.

우리는 보통 무릎이 아프면 무릎관절에만 문제가 있다고 생각하기가 쉽습니다. 하지만 그렇지 않습니다. 앞 장에서도 말씀드렸듯이, 더 큰 원인은 위장에 있습니다. 평소에 과음과 과식, 그리고 폭식을 즐긴다든가, 인스턴트식품을 많이 먹는다든가, 기름진 음식을 좋아한다든가 해서, 전신의 혈액순환과 림프순환이 나빠지고, 독소와 노폐물이 많이 쌓이면, 근육과 인대를 압박해서 무릎 병이 생길 수 있습니다.

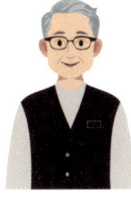
무릎 통증도 위장과 관련이 있는 경우가 많습니다.

허리 통증 편에서 자세히 살펴본 바와 같이, 배를 감싸고 있는 근육과 무릎을 둘러싸고 있는 근육은 하나로 이어져 있습니다. 그리고 배를 감싸고 있는 근육은 허리, 어깨, 무릎 등 우리 몸에 있는 커다란 관절의 움직임에 깊이 관여하고 있습니다. 따라서 먹는 것을 조심하면서 위장을 잘 다스려야 무릎 관절이 낫는데 도움이 됩니다.

무릎이 아픈 증상은 실로 다양합니다. 하지만 뭐니 뭐니 해도 제일 큰 걱정은, 나이가 들면서 연골도 닳고 뼈도 노화되어서 생기는 퇴행성무릎관절염일 것입니다. 교통사고 같은 외상으로 인해서 인대나 연골에 문제가 생기면 수술로 치료가 가능하지만, 노화로 인한 퇴행성관절염은 아직 달리 뾰족한 방법이 없기 때문입니다. 약물치료와 물리치료 등 보존치료를 하다가, 안 되면 나중에 인공관절 수술을 하는 것이 현실입니다.

꼭 알아두어야 할 정보가 있습니다. 나이가 60, 70이 넘어서 X-레이 사진을 찍어 보면, 무릎이 아픈 분이나 멀쩡한 분이나 할 것 없이, 연골이 똑같이 닳은 것으로 나옵니다. 이게 어찌된 일일까요? 네, 그렇습니다. 나이가 들면 연골이 자연히 닳게 마련입니다. 그게 정상입니다. 나이가 많음에도 불구하고 연골이 젊은이

들처럼 쌩쌩한 것이 어찌 보면 비정상이라고 할 수 있습니다.

이처럼 똑같이 연골이 닳았음에도 불구하고, 누구는 멀쩡하고 또 누구는 퇴행성관절염으로 꼼짝도 못 하고 고통스러워하는 이유는 과연 무엇일까요? 그건 바로 무릎 관절을 둘러싸고 있는 근육과 인대의 상태에 달려있습니다. 근육과 인대가 무릎뼈를 튼튼하게 꽉 잡아주면 관절도 튼튼하고, 근육과 인대가 약해서 무릎뼈를 제대로 잡아주지 못하면 뼈끼리 부딪쳐서 퇴행성관절염으로 고생하는 것입니다. 이처럼 무릎 관절의 건강에는 연골도 중요하지만, 근육과 인대의 역할이 더욱 중요합니다.

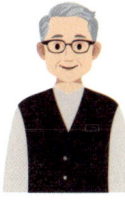

무릎통증에도 무릎 연골 뿐만아니라 근육과 인대가 중요합니다.

무릎은 우리 몸에 있는 약 260개의 관절 중에서 가장 많이 몸무게의 부담을 느끼는 관절입니다. 걷거나 뛰거나 계단을 오르내리는 등 몸을 움직일 때마다, 무릎이 핵심적인 역할을 하기 때문입니다. 우리가 자유롭게 활동할 수 있을만큼 매우 정교하게 만들어져 있고 충격을 직접 받는 구조로 되어 있습니다. 운동선수가 아니더라도 누구나 다치기 쉬운 곳이기도 합니다.

사람이 사람답게 살기 위해서는 무엇보다도 무릎 건강이 제일 중요합니다. 그런데 100세 시대를 맞이하여, 요즘 많은 사람이 무릎 통증으로 고통을 받고, 보행 장애와 일상생활의 어려움을 겪고 있습니다. 특히 60대부터 급격하게 증가하는 퇴행성무릎관절염은 노년 건강을 위협하는 가장 심각한 요인 중의 하나로 여겨지고 있습니다. 통계에 의하면 70대 여성의 약 70%가 이 질환으로 고생하고 있다고 합니다. 여성 환자가 남성 환자보다 훨씬 더 많은 이유는, 폐경 이후에 여성호르몬인 에스트로겐이 급격하게 줄어들기 때문이라고 합니다.

퇴행성무릎관절염은 노화로 인해서 관절을 보호하는 연골이 점차 닳아 없어지고, 뼈와 뼈가 부딪쳐서 염증이 생겨 관절이 붓고 아프며, 점차 무릎 관절이 울퉁불퉁하게 튀어나오고 변형이 되는 증상을 말합니다. 그리고 누구나 나이가 들면 퇴행성관절염이 생기는 법이라고 당연한 듯이 말합니다. 한번 닳은 무릎 연골은 절대로 재생되지 않는다는 것이 그동안의 정설이었기 때문입니다.

하지만 우리 몸은 절대로 그렇게 허술하게 만들어지지 않았습니다. 연골은 수시로 손상되기도 하고 회복되기도 합니다. 최근 연구에 의하면, 무릎 연골이 완전히 닳아서 없어지지 않고 조금이라도 남아 있으면, 적절한 치료와 관리를 통해서 조금씩 재생될 수 있다고 합니다. 관절을 둘러싼 관절주머니에서 관절액이 잘 분비되도록 해서, 손상된 연골세포에 영양을 잘 주도록 하는 것이 관건입니다.

관리만 잘하면, 대부분 사람들의 무릎 관절은 100년 동안 거뜬하게 써먹을 수 있다고 합니다. 핵심은 평소의 올바른 자세와 적절한 체중 유지, 그리고 대퇴부(넓적다리) 근육의 강화에 있다고 하겠습니다. 그러니까 퇴행성관절염이 생겼다고 쉽게 좌절하거나 무조건 인공관절 수술을 하려고 들지 마시고, 먼저 여기서 설명하는 내용을 잘 따라 해 보시기 바랍니다.

3. 치료 사례

무릎을 굽히지 못했던 증상을 고친 치료 사례

50대 중반의 한 아주머니가 허리 통증으로 매일 치료를 받으러 왔었습니다. 그런데 세 번째 왔을 때, 유심히 살펴보니 한쪽 무릎을 잘 굽히지 못하는 것이었습니다. 그래서 언제부터 그러냐고 물어보니, 무릎이 90도 이하로 굽어지지 않는지가 10년도 더 됐다고 합니다. 왜 치료를 받지 않고 방치했냐니까, 그동안 별의별 병원에 다녔지만, 치료가 안 돼서 있는 그대로 살려고 한다는 것이었습니다.

어떤 문제인지 확인해 보기 위해, 환자의 무릎 위에 있는 근육들을 여기저기 눌러 보았습니다. 허벅지 앞쪽에 있는 근육의 중간쯤 되는 부위를 누르자, 환자는 아프다고 자지러질 듯이 소리를 질렀습니다. '아하, 이곳이 뭉치고 수축하여서 무릎 관절을 잡아당기니까, 무릎이 잘 굽어지지 않았던 것이로구나!' 환자가 아프다고 소리를 들으며 그 부위를 집중적으로 눌러서 풀어주었습니다.

일정한 시간 동안 열심히 치료하고 나서, 환자로 하여금 무릎을 한번 굽혀보라고 시켰습니다. 그랬더니 세상에나! 10년이 넘도록 뻣뻣하게 굳어서 잘 굽혀지지 않았던 무릎이, 아까보다 훨씬 더 잘 굽혀지는 것이 아니겠습니까. 오, 이럴 수가! 저도 놀랐지만, 환자는 너무 놀라서 벌린 입을 다물지 못했습니다. 그리고는 너무나 고맙다면서 저에게 고개를 연신 숙입니다. 감사한 마음은 저도 마찬가지였습니다. 의술을 하는 사람들은 자신이 치료할 때 보람을 얻게 되니까요.

계속 효과가 나기를 바라면서도 워낙 오랜 질병이라 다시 재발하지 않을까 걱정이 되었습니다. 다행히도 몇 차례 더 치료받은 뒤에는 거의 정상이 되어 무릎을 잘 굽힐 수 있게 되었습니다. 그분은 "기적이야, 기적!!"이라고 고마워 했습니다. 굳어있던 근육을 정확하게 찾아서 풀어주면 이런 결과가 나타난다는 것을 말씀드리고 싶습니다. 관절에 문제가 있을 때 근육을 다스리는 것이 중요하다는 사실을 새삼스럽게 깨달을 수 있었습니다.

무릎 관절의 건강 상태는 나이가 들어감에 따라 어쩔 수 없이 나빠지겠지만, 꾸준한 운동과 관리를 통해서 진행 속도를 최대한 늦출 수는 있습니다. 평소에 쪼그려 앉아서 일을 하거나, 무릎을 꿇고 걸레질하는 등의 자세는 아주 안 좋습니다. 이런 자세는 가능한 피하고, 꾸준한 운동을 통해서 근육과 인대를 튼튼하게 단련하는 것이 중요합니다. 운동으로는 수영이나 평지 걷기 등이 바람직하고, 건강한 식생활 습관을 통해서 적정한 체중을 유지하는 것도 매우 중요합니다.

등반 도중 갑자기 발생한 다리 저림 응급처치 사례

박O씨는 등산과 트레킹을 아주 좋아하는 50대 후반의 남성입니다. 대학 산악부 출신인 그는 30여 년간 여행사를 알차게 운영하면서, 그야말로 안 가 본 곳이 거의 없을 정도로 세계 곳곳을 누빈 '바람의 사나이'입니다. 어느 날인가 함께 북한산 등반을 했습니다. 구파발 쪽에서 출발하여 백운대와 인수봉 사이에 있는 '숨은 벽' 능선을 둘러보고, 우이동 쪽으로 하산하는 코스였습니다. 산을 오르는 내내 온 산이 붉게 물든 만산홍엽이었지만, 숨은 벽 능선 주위의 풍광은 그야말로 압권이었습니다.

"저 인수봉을 바라보고 있자니, 가슴이 자꾸만 먹먹해져오네요…"

한국 암벽등반의 메카인 인수봉을 코앞에서 바라보며 후배가 한숨을 내쉬었습니다. 젊은 날의 숱한 추억들이 '와락!' 몰려오는 모양이었습니다.

"왜? 히말라야 등반을 하지 못한 회한이 아직도 가슴에 깊이 남아있는가?"

저는 무심한 척하며 그의 아픈 곳을 찔러보았습니다.

"아이고, 그런 건 이미 오래전에 다 잊었고요, 그동안 암벽등반을 하듯 죽을힘을 다 해서 살아왔지만, 돌이켜보니 남은 게 하나도 없는 것 같아서요."

"허허, 평생을 바람처럼 떠돌며 살아 온 '바람의 사나이'가 새삼스럽게 뭘 또 남기려고 한단 말인가?"

"그런 게 아니고요. 나이가 들수록 마음이 점점 더 자유로워져야 하는데, 그러기는커녕 자꾸만 작아지고 옹졸해져서 움츠러드니, 그게 슬플 뿐이지요."

"사실은 나도 그래. 나이가 들면 마음도 따라서 늙는다네. 그러니까 앞으로 이런 곳에라도 자주 올라와서 호연지기를 키우자고."

"형님, 우리는 언제쯤이나 마음속의 히말라야를 오를 수 있을까요?"

"허허, 히말라야는커녕 동네 야산만큼도 못 오르겠네. 그저 죽기 전까지 두 다리가 멀쩡해서 맘대로 돌아다닐 수만 있어도 바랄 것이 없겠어."

"맞아요. 어쩌면 그게 더 중요한 일인지도 몰라요."

"자, 그럼 슬슬 내려가세. 잘 알겠지만, 내려갈 때가 더 위험하니 조심하고."

우리는 아쉬움을 뒤로하고 하산했습니다. 한동안 앞장서서 힘차게 산을 내려가던 후배가 갑자기 어이쿠! 하고 비명을 지르며 자리에 주저앉았습니다.

"왜, 왜 그래?"

"왼쪽 다리가 저려서 꼼짝도 할 수가 없네요."

저는 근처 바위에 후배를 걸터앉게 한 뒤, 조심스레 살펴보았습니다. 예전에 앓았던 허리 디스크 증상이 급작스럽게 재발한 것 같았습니다. 그래서 편평한 바위 위에 엎드리게 하고는, 가지고 있던 풀러 도구로 허리 부위와 엉덩이 주위를 눌러서, 아프다는 곳을 중점적으로 잘 풀어주었습니다.

"자, 천천히 일어나서 한번 걸어봐."

"아니, 이럴 수가! 통증이 감쪽같이 사라졌네요!"

후배는 일어나서 이리저리 걸어보더니, 고개를 연신 갸웃거렸습니다.

"이게 내가 개발한 풀러 요법이라는 거야, 흠흠!"

저는 간만에 후배에게 으스댔습니다.

"근데 형님, 이거 일종의 마술 아니에요? 효과가 일시적인 거지요?"

"허허, 이 사람아! 마술이면 어떻고, 효과가 일시적이면 또 어떤가? 인적도 없는 이 깊은 산중에서 무사히 산에서 내려가기만 해도 대박 아닌가?"

"하긴 그러네요. 응급처치로는 정말 그만이네요, 하하하!"

5장 무릎 부위 통증 치료

"조금 내려가다 보면 다리가 슬슬 아파질 거야. 그때 또 풀러하세."

이렇게 산을 내려오는 동안, 풀러 요법을 세 차례 시행하고는 무사히 하산했습니다. 그 후 막걸리로 깔끔하게 마무리 치료(?)를 한 뒤, 집에 가서도 틈나는 대로 풀러 요법을 열심히 하라고 당부했습니다.

평생 등산과 트레킹으로 단련된 후배도 최근 한 달간 의자에 꼬박 앉아서 작업을 했더니 허리에 무리가 온 것 같다고 한숨을 내쉬었습니다. 역시 세월 앞에는 장사가 없나 봅니다. 어쨌거나 등산에서나 인생에서나 하산길이 더욱 중요하다는 사실을 새삼 깨달은 날이었습니다.

6장 팔 부위 통증 치료

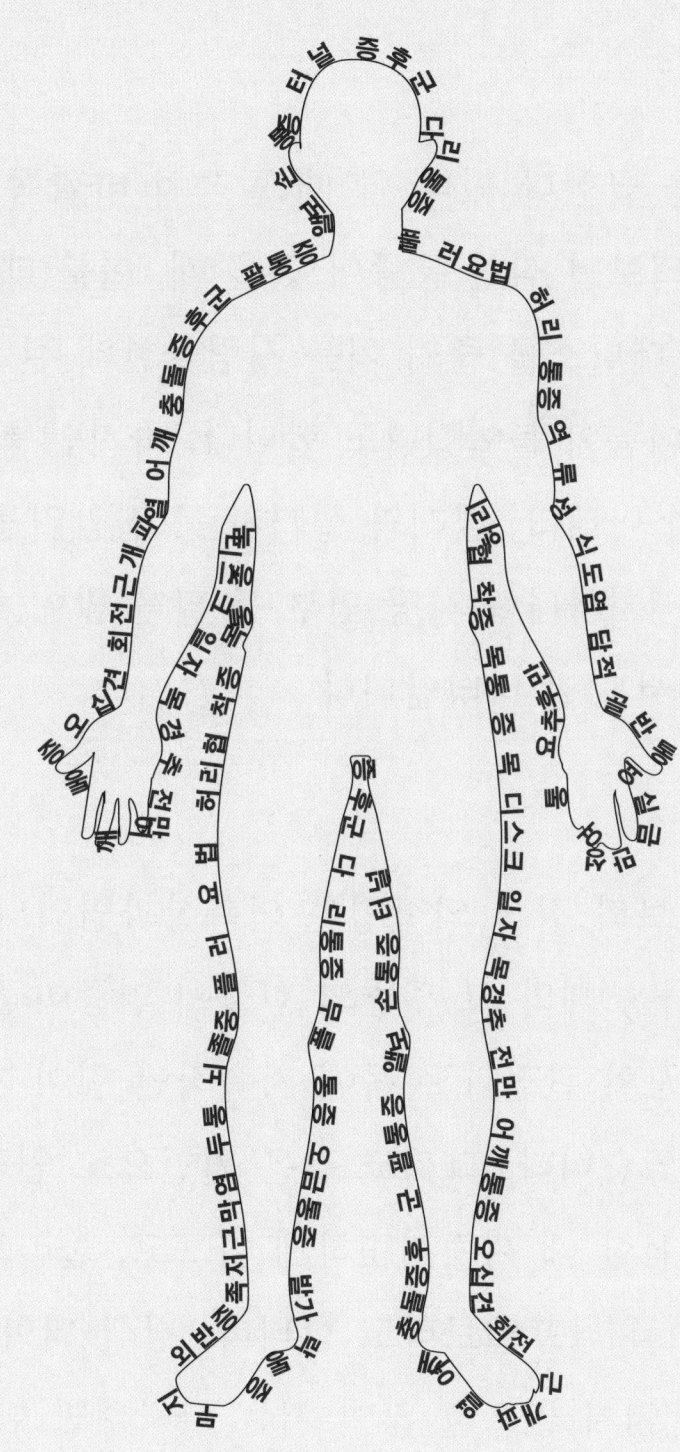

1. 테니스엘보와 골프엘보

팔꿈치 통증

흔히 팔을 굽혔다 폈다 할 때 팔꿈치 **바깥쪽**이 찌릿찌릿하게 아프고, 눌러보면 심한 통증이 있을 때, 이를 테니스엘보라고 합니다. 과거 테니스를 즐겨 치는 사람들한테 잘 생기는 병이라고 해서 이런 이름이 붙여졌다고 합니다. 하지만 꼭 운동을 많이 하는 사람뿐만 아니라, 빨래와 설거지 등 집안일을 많이 하는 주부라든가, 택배기사나 공사장 인부 등 팔을 많이 쓰는 직업을 가진 사람들에게서도 잘 나타납니다.

테니스엘보의 정식 의학명은 외측상과염입니다. 팔꿈치 바깥쪽에 튀어나온 뼈와 그 주변의 힘줄에 염증이 생겨서 생기는 병입니다. 팔꿈치 관절과 손목에 지속적인 힘이 가해져서 오는 걸로 알려져 있습니다. 그리고 같은 원인으로 인해 팔꿈치 **안쪽**이 굽혔다 폈다 할 때 찌릿찌릿하게 아프고, 눌러보면 심한 통증이 있을 때, 이를 골프엘보라고 합니다. 정식 의학명은 내측상과염입니다. 이 역시 골프를 많이 치는 사람뿐만 아니라, 팔을 많이 사용하는 직업을 가진 사람 누구에게서나 잘 나타날 수 있습니다.

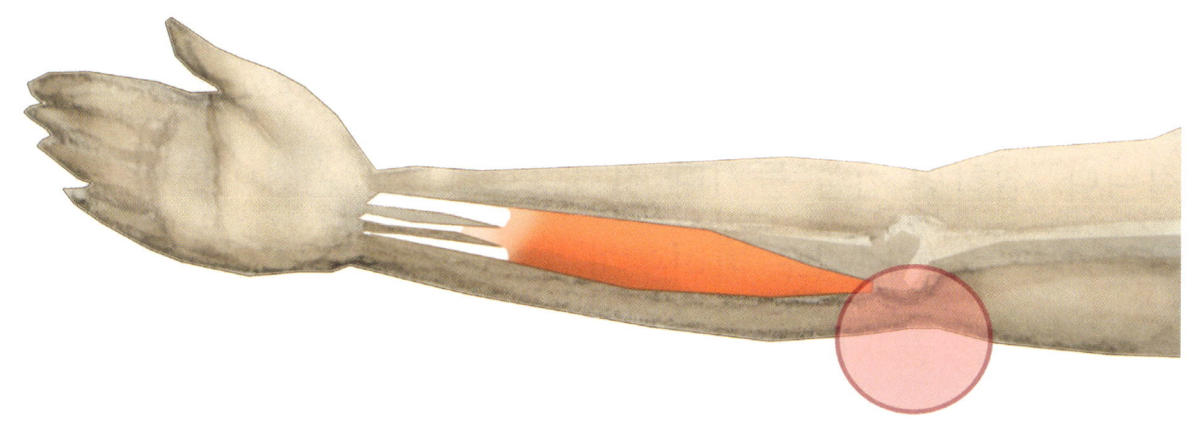

그림 6-1 **골프엘보**

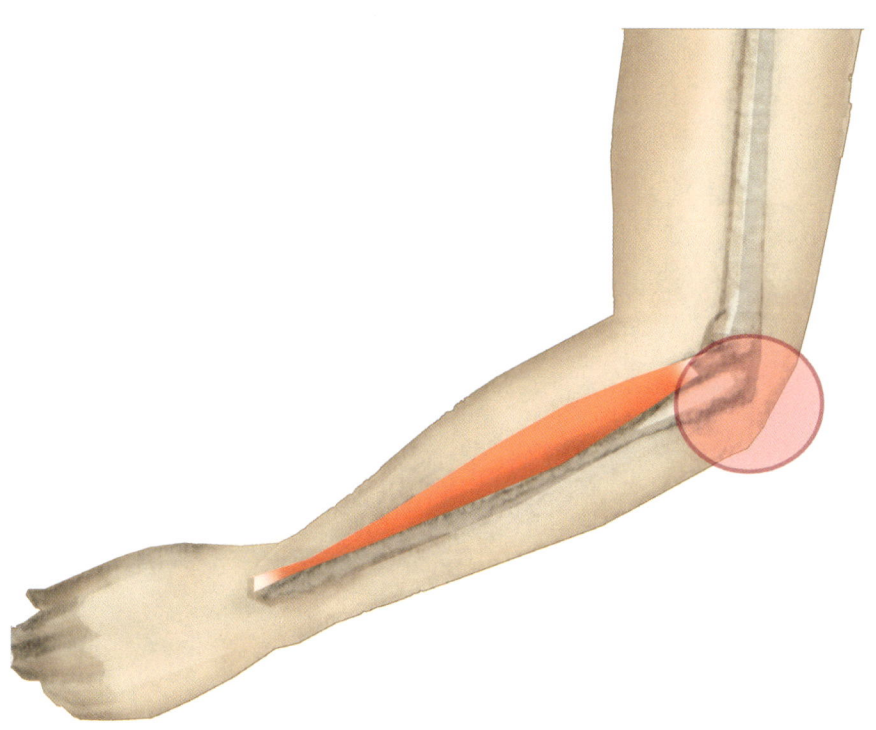

그림 6-2 **테니스엘보**

테니스엘보나 골프엘보가 오면 팔꿈치 바깥쪽이나 안쪽이 몹시 아프고, 팔을 굽혔다 펼 때 통증이 더욱 심해지며, 손목까지

**손목
통증**

통증이 전달되기도 합니다. 팔꿈치가 붓거나 화끈거리는 느낌이 들기도 하고, 손목을 움직이거나 돌릴 때도 팔꿈치에 통증이 생깁니다. 심하면 컵을 들거나 젓가락질하거나 손잡이를 돌리기도 힘들고, 악수를 하기도 어려우며, 손에 쥐는 힘이 약해지기도 합니다. 요즘은 골프를 많이 치는 사람들한테서 테니스엘보와 골프엘보가 잘 생기기 때문에, 운동할 때 많은 주의를 요합니다.

2. 단계별 치료법

팔 통증 풀러 동영상 보기

초기에 급성으로 통증이 생겼을 때는 운동을 즉시 중단하고, 아픈 부위에 냉찜질을 해주고, 팔꿈치 보호대를 하는 등 응급조치를 적절히 취해야 합니다. 하지만 증상이 오래되거나 심해서, 이런저런 치료를 계속 해도 잘 낫지 않고 오래 갈 때, 누구나 집에서 간단한 도구를 이용해서 **근육 풀러 요법을** 따라 해 보시기 바랍니다. 증상이 심할 때는 병원 치료와 병행하시기 바랍니다.

첫 번째 단계 - 목 및 목 주위 풀기

팔꿈치 통증 치료를 잘하기 위해서는 먼저 목과 목 주위의 근육을 잘 풀어주어야 합니다. 목과 팔은 근육과 신경을 통해서 밀접하게 연관되어 있으니, 반드시 꼼꼼하게 잘 풀어주어야 합니다. 자세한 내용은 앞의 목 부위 통증 치료를 설명하는 3장을 참조하세요.

두 번째 단계 - 팔꿈치 관절 및 주위 풀기

목과 목 주위의 근육을 꼼꼼하게 잘 풀어준 다음에는, 본격적으로 팔꿈치 관절 및 관절 주위에 있는 근육들을 차례차례 풀어줍니다.

1) 팔 바깥쪽 근육 풀기

환자의 아픈 팔꿈치 쪽 손바닥을 아래로 향하게 하고, 팔에 힘을 완전히 빼도록 합니다. 치료 도우미는 한 손으로 환자의 팔을 잡고, 다른 손으로는 풀러 도구의 약간 뾰족한 부분으로, 환자의 팔꿈치와 손목의 중간쯤 되는 부위에서 상하좌우로 여기저기 눌러보아서, 아픈 지점마다 지그시 누르면서 살살 잘 풀어줍니다.

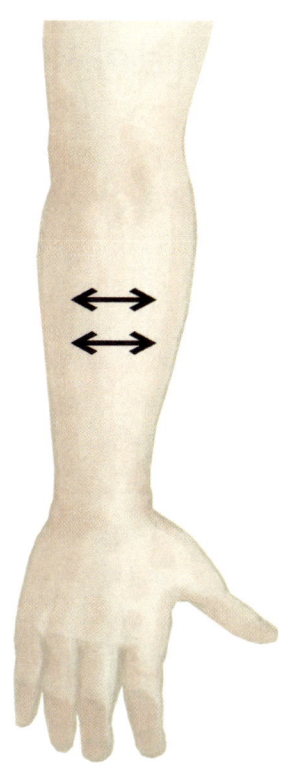

그림 6-3 **팔 바깥쪽 근육 풀기**

이때 너무 강하게 누르거나, 갑자기 압력을 세게 가해서 환자가 아프다고 소리치게 해서는 절대로 안 됩니다. 만약 유난히 아프다고 호소하는 부위가 있으면, 그런 곳은 여러 번 더 문질러서 잘 풀어주어야 합니다.

2) 팔과 손목 사이 안쪽 근육 풀기

아픈 쪽 손바닥을 위로 향하게 하고, 팔에 힘을 완전히 빼도록 합니다. 시술자는 한 손으로는 환자의 팔을 잡고, 다른 손으로는 풀러 도구의 약간 뾰족한 부분으로, 환자의 팔꿈치와 손목의 중간쯤 되는 부위에서 상하좌우로 여기저기 눌러보아서, 아픈 곳마다 지그시 누르면서 살살 잘 풀어줍니다.

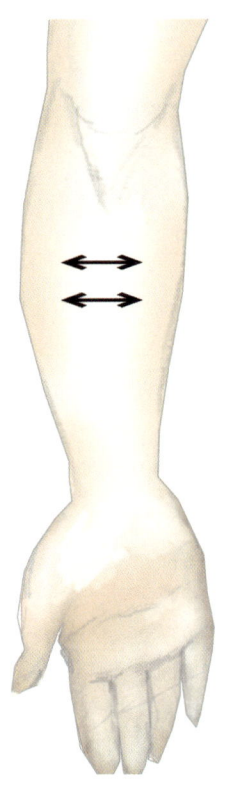

그림 6-4 **팔과 손목 사이 안쪽 근육 풀기**

3) 팔과 어깨 사이 안쪽 근육 풀기

팔과 어깨 사이 안쪽 근육 풀기 입니다. 시술자는 한 손으로는 환자의 팔을 잡고, 다른 손으로는 풀러 도구의 약간 뾰족한 부분으로, 환자의 팔꿈치와 어깨의 중간쯤 되는 부위에서 상하좌우로 여기저기 눌러보아서, 아픈 지점마다 지그시 누르면서 살살 잘 풀어줍니다.

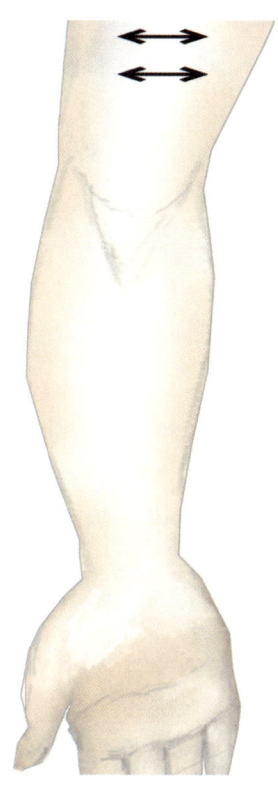

그림 6-5 **팔과 어깨 사이 안쪽 근육 풀기**

4) 팔과 어깨 사이 바깥 근육 풀기

아픈 어깨쪽의 손바닥을 아래로 향하게 하고, 팔에 힘을 완전히 빼도록 합니다. 시술자는 한 손으로는 환자의 팔을 잡고, 다른 손으로는 풀러 도구의 약간 뾰족한 부분으로, 환자의 팔꿈치와 어깨의 중간쯤 되는 부위에서 상하좌우로 여기저기 눌러보아서, 아픈 지점마다 지그시 누르면서 살살 잘 풀어줍니다.

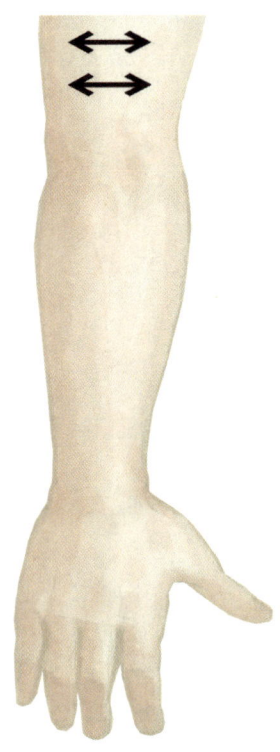

그림 6-6 **팔과 어깨 사이 바깥 근육 풀기**

지금까지의 과정만 진행해도 팔꿈치가 많이 부드러워진 것을 대부분 느끼실 수 있습니다. 더욱 확실하게 치료하기 위해서는 아픈 팔꿈치 뼈와 그 주위를 직접 풀어주어야 합니다.

5) 팔꿈치 안쪽 바깥쪽 근육 풀기

치료 도우미는 한 손으로는 환자의 팔을 잡고, 다른 손으로는 풀러 도구의 약간 뾰족한 부분으로, 팔꿈치 바깥쪽이 아프다면 바깥쪽 뼈와 그 주위를, 팔꿈치 안쪽이 아프다면 안쪽 뼈와 그 주위를, 양쪽이 다 아프다면 양쪽 뼈와 그 주위를 차례차례 눌러보아서, 아픈 지점마다 지그시 누르면서 살살 잘 풀어줍니다. 이때 뼈 부위는 통증이 많은 곳이니, 최대한 부드럽게 자극을 주어야 합니다.

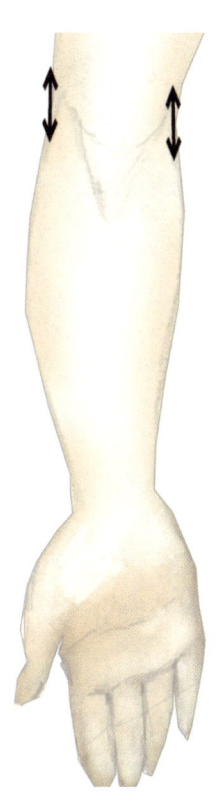

그림 6-7 **팔꿈치 안쪽 바깥쪽 근육 풀기**

3. 치료 사례

어느 테린이의 테니스엘보 치료 사례

오래 테니스를 하는 분들도 나이가 들어가며 테니스엘보에 걸리는 경우가 많습니다. 그런데 처음에 자세가 잡히지 않았는데도 요령없이 열심히만 하는 초보자도 엘보가 걸리기 쉽습니다. 테린이는 테니스에 막 입문한 초보자를 뜻하는 말로, 테니스와 어린이를 합친 신조어라고 합니다. 저의 조카 중에 테린이가 한 명 있습니다. 어느덧 30대 초반이 된 조카는 요즘 테니스에 푹 빠져서 지낸다고 합니다.

어느 날 조카로부터 오랜만에 전화가 왔습니다.

"삼촌, 잘 계시죠? 한 가지 상의드릴 게 있어요."

"그래, 뭔데?"

"다름이 아니고요, 제가 요즘 테니스를 너무 무리하게 쳤나 봐요. 오른쪽 팔꿈치가 많이 아파요."

"아이고, 너무 무리했구나. 그래, 병원엔 가 봤니?"

"네, 근처에 있는 정형외과에 가서 물리치료도 하고, 주사도 맞고, 처방을 받아서 약도 먹었어요. 근데 치료를 할 땐 낫는 것 같다가도, 운동을 조금만 하면 어김없이 재발이 되니, 그게 문제에요."

"그럼, 운동을 안 하면 되지."

"에이, 삼촌! 한참 테니스가 재미있어서, 계속하고 싶은데… 어쩌면 좋죠?"

"허허, 이런 미련퉁이를 봤나. 빨리 한 번 와 봐라."

며칠 후 찾아온 조카의 팔꿈치를 살펴보니, 오른쪽 팔을 굽혔다 폈다 할 때마다 바깥쪽 뼈 주위가 매우 아프고, 그 부위를 누르면 통증이 있었습니다. 전형적인 테니스엘보였습니다. 조카의 팔꿈치 아래에 있는 근육을 여기저기 눌러보았습니다. 그러자 두세 군데 무척 아픈 곳이 있었습니다. 그곳을 풀러 도구로 잘 풀어준 뒤 팔을 굽혔다 폈다 해보라고 하자, 통증이 훨씬 줄어들었다며 신기해하였습니다.

"잘 봐! 여기 팔꿈치 아픈 곳은 상처를 받은 놈이고, 그 아래 눌러서 아픈 곳은 상처를 준 놈이야. 자 그렇다면, 통증을 잡기 위해서는 누구를 먼저 잡아야 되겠어?"

"당연히 상처를 준 놈을 먼저 잡아야겠죠."

"바로 그거야! 병원이나 한의원에서는 상처를 준 놈, 다시 말해서 범인은 가만 놔두고, 상처받은 놈만 계속 치료하니까, 테니스엘보가 날 듯 날 듯하면서 잘 안 낫는 거야. 제대로 치료하려면, 상처를 준 놈을 확실하게 처리하고, 상처받은 놈은 따뜻하게 보살펴야 하는 거야. 그러면 제아무리 심한 테니스엘보라도 잘 나아."

"아하, 그런 거군요!"

"그렇다고 해서 테니스를 너무 무리하게 치면 안 돼. 진짜 원인은 결국 무리한 데 있으니까."

"넵! 잘 알겠습니다!"

저는 조카를 적절하게 치료해준 뒤에, 집에서 스스로 할 수 있는 풀러 요법을 자세히 알려주었습니다. 그 후 조카는 테니스엘보의 고통에서 벗어나, 풀러 요법으로 근육을 풀어주며 테니스를 즐기고 있습니다.

7장 손 부위 통증 치료

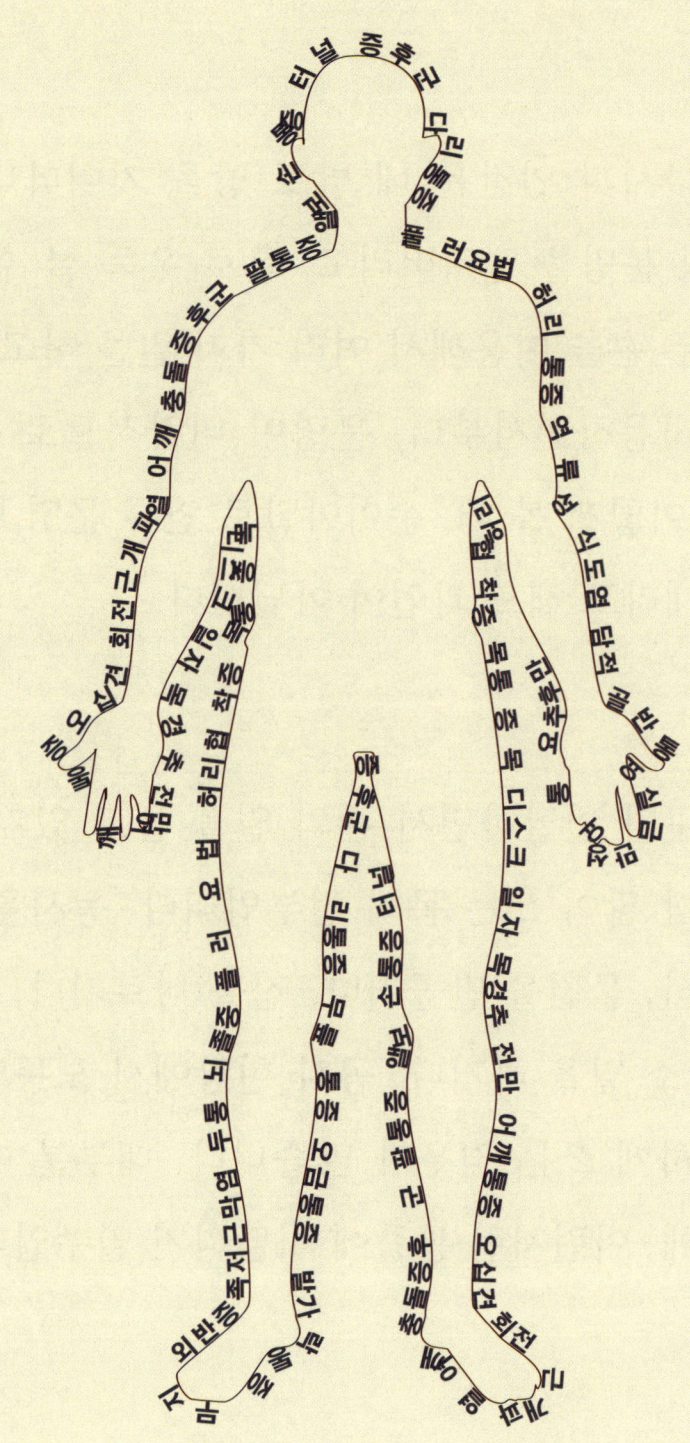

1. 손목과 손가락 관절이 아플 때

잘 아시다시피 인간은 네 발로 땅을 기어다니며 살아야 하는 동물로서의 운명을 떨쳐버리고, 홀로 우뚝 설 수 있었습니다. 자유로워진 두 손을 이용해서 여러 가지 일을 하고, 또 각종 도구를 만들어서 사용하면서부터, 문명이 비약적으로 발전하기 시작하였습니다. 이렇게 볼 때, 손이야말로 인류 문명 발전에 가장 크게 공헌한 존재라고 해도 과언이 아닙니다.

각종 도구가 발달하면서 손의 일을 돕고 있지만, 손은 여전히 사람이 가장 많이 쓰는 몸의 일부입니다. 농사를 짓거나, 가사노동을 하거나, 물건을 만들거나, 짐을 나르거나, 피부관리사 일을 하거나, 청소 일을 하거나, 공사 현장에서 노동일을 하는 분들은 손을 무리하게 쓰는 경우가 많습니다. 대부분 아파도 참고 계속 쓰기 때문에, 이런저런 통증에 시달리기 일쑤입니다.

고통에 시달리지만 치료 받을 시간이 부족한 분들, 여러 사정으로 인해서 제대로 된 치료를 받을 수 없는 분들, 그리고 병원을 다녀 봐도 치료가 잘 안되고 효과가 신통치 않아서 실망스러운 분들은 손의 통증을 줄여주는 **근육 풀러 요법**에 잘 따라 해 보기를 권합니다.

2. 단계별 치료법

손 통증 풀러 동영상 보기

근육 풀러 요법은 평소 손을 무리하게 사용해서 손목이 자주 아프고, 손가락 마디가 붓고 뻣뻣하고 아프며, 손가락이 심하게 저릴 때 좋은 치료법입니다. 또한 손목 통증과 손가락 저림이 함께 오는 터널증후군에도 좋습니다.

첫 번째 단계 - 목 및 목 주위 풀기

손목과 손가락 관절의 통증을 잘 치료하기 위해서는 먼저 목과 목 주위의 근육을 잘 풀어주어야 합니다. 어깨 이하에 생긴 병은 반드시 목을 먼저 풀어주어야 한다고 생각하시면 됩니다. 목은 근육과 신경을 통해서 팔 전체와 밀접하게 연관되어 있기 때문입니다. 자세한 내용은 **제3장 목 부위 통증 치료**를 참조하세요.

두 번째 단계 - 팔꿈치 관절 풀기

손목은 팔꿈치와도 밀접한 연관이 있어서, 팔꿈치 주위도 잘 풀어주어야 합니다. 자세한 내용은 **6장 팔 부위 통증 치료**를 참조하세요.

세 번째 단계 - 손목 주위와 손등 풀기

1) 손목 관절 부위 풀기

치료 도우미는 한 손으로는 환자의 손목을 아래서 받치고, 다른 손으로는 풀러 도구의 약간 뾰족한 부분으로 환자의 아픈 쪽 손목을 한 바퀴 빙 둘러 가면서, 차례차례 눌러보아서, 아픈 곳마다 지그시 누르면서 살살 잘 풀어줍니다.

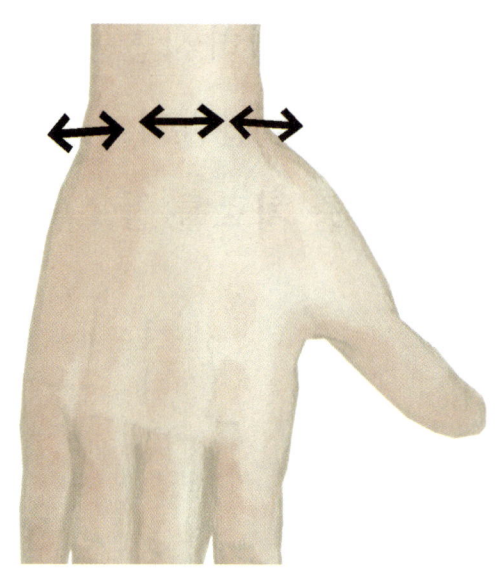

그림 7-1 **손목 관절 부위 풀기**

2) 손등 뼈 사이 풀기

환자로 하여금 아픈 쪽 손바닥을 아래로 향하게 하고, 팔에 힘을 완전히 빼도록 합니다. 치료 도우미는 한 손으로는 환자의 손바닥을 아래서 받치고, 다른 손으로는 풀러 도구의 약간 뾰족한 부분으로, 아픈 쪽 손등에 있는 뼈 사이의 고랑 네 곳을 차례차례 지그시 누르면서 살살 잘 풀어줍니다. 손가락 관절이 안 좋은 분들은 대부분 손등을 누르면 심한 통증을 호소하기 마련입니다. 손등과 손가락 관절은 밀접한 연관이 있기 때문입니다.

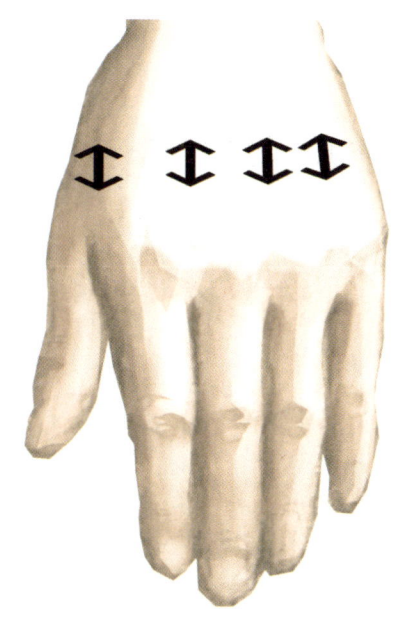

그림 7-2 **손등 뼈 사이 풀기**

3) 손가락 갈림 사이 풀기

이렇게 손등을 치료한 다음에는, 손가락과 손등 사이에 있는 갈라진 틈 네 곳을 풀어줍니다.

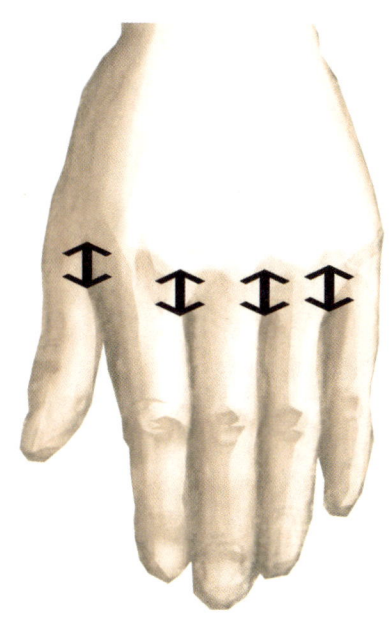

그림 7-3 **손가락 갈림 사이 풀기**

4) 새끼손가락 옆 움푹 들어간 근육 풀기

새끼손가락 관절 뒤에 쏙 들어간 곳을 차례차례 지그시 누르면서 살살 잘 풀어줍니다. 풀러 도구 대신에 엄지 등으로 꾹꾹 눌러도 됩니다.

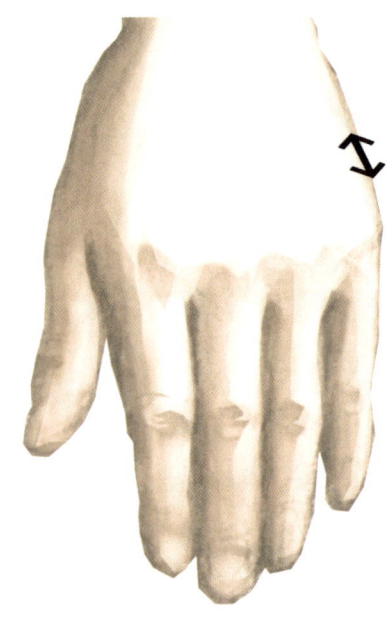

그림 7-4 **새끼손가락 옆 움푹 들어간 근육 풀기**

8장 발 부위 통증 치료

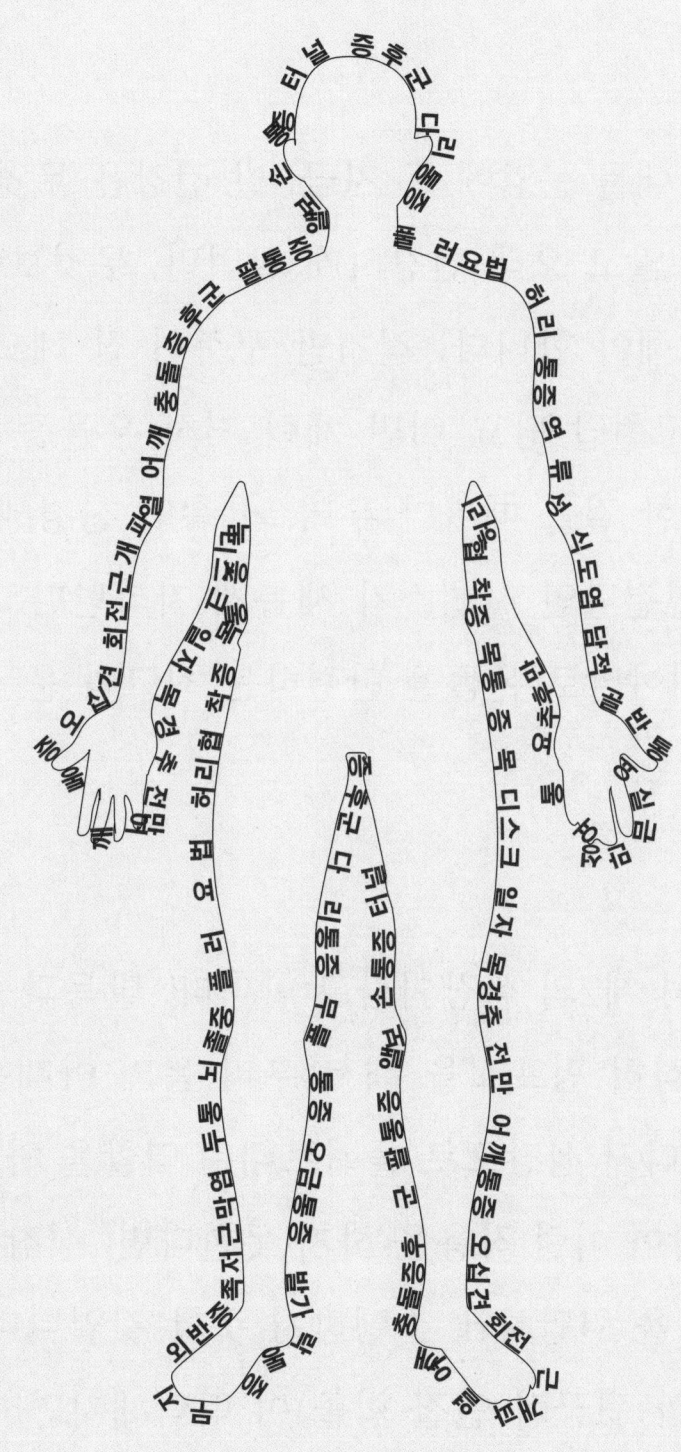

1. 발목과 발가락 관절, 발바닥이 아플 때

100세 시대를 눈앞에 둔 지금, 발 건강은 무엇보다도 중요합니다. 아프지 않고 오래 건강하게 살려면, 무엇보다도 발을 건강하게 잘 관리해야 합니다. 걷기만 꾸준히 잘 해도, 심장병 뇌졸중 골다공증 고혈압 당뇨 비만 체력 저하 우울증 등이 예방된다고 합니다. 또한 걸을 때마다 우리 뇌 속의 신경세포들이 건강해지고, 신경 연결망인 시냅스가 새롭게 자라난다고 합니다. 이렇게 볼 때, 걷기야말로 온몸을 단련하는 최고의 운동이라고 할 수 있습니다.

발을 흔히 제2의 심장이라고 합니다. 발목과 종아리에 있는 근육들이 열심히 펌프질을 해서 우리 몸의 아래쪽에 몰려있는 많은 혈액을 다시 심장으로 돌려보내는 역할을 하고 있기 때문입니다. 만일 발이 이런 작용을 하지 못한다면, 심장은 과부하가 걸려서 제 기능을 원만하게 수행하지 못할 것입니다. 특히 아킬레스건(종아리와 뒷꿈치 연결 힘줄)이 딱딱해지면 종아리 근육이 제대로 펌프질을 하지 못해서 혈액순환이 나빠지고, 그 결과 하지

부종이나 냉증, 하지정맥류(다리의 정맥이 굵어져 피부 밖으로 튀어나와 3mm 이상 보일 때의 증상) 등이 잘 생길 수 있습니다. 따라서 평소에 종아리 근육을 강화하는 운동을 꾸준히 하는 것이 중요합니다.

우리는 발에 작은 상처만 나도 당장 걸을 수가 없어서 무척 불편해 합니다. 그리고 일상생활을 영위하는 데 많은 지장을 초래합니다. 이토록 소중한 발이건만, 사람들은 평소 발에 감사할 줄을 모릅니다. 감사는커녕 하찮게 여기고 천대하기가 일쑤입니다. 이제부터라도 발 건강에 신경을 써야 합니다. 마사지나 족욕 등을 자주 해서 발이 피로해지지 않도록 하고, 자신에게 알맞은 신발을 신는 등 발 건강관리에 다 같이 발 벗고 나서야 합니다.

2. 단계별 치료법

발 통증 풀러 동영상 보기

갑자기 발목을 삐끗했거나, 평소에 발목이 약해서 자주 삐거나, 발목 관절염이 생겨서 오랫동안 붓고 아프면서 잘 낫지 않거나, 무지외반으로 걸을 때마다 발가락과 발등이 아프거나, 족저근막염으로 아침에 일어나면 발바닥이 몹시 아프거나 할 때, 누구나 집에서 간단한 도구를 이용해서 치료에 큰 도움이 될 수 있는 방법을 알려드립니다. **근육 풀러 요법**에 입각한 이 치료법을 잘 익혀서 따라 해 보시기 바랍니다. 단, 꾸준히 시행해야 효과를 볼 수 있으며, 증상이 심할 때는 꼭 병원 치료와 병행하시기 바랍니다.

첫 번째 단계 - 발목 위쪽 부위 풀기

발목과 발바닥과 발가락 관절을 치료하기 위해서는 먼저 발목 위쪽에 있는 근육을 잘 풀어주어야 합니다. 발목 위쪽 부분은 근육과 신경을 통해서 발목 및 발바닥, 발가락 관절과 밀접한 연관이 있기 때문에 반드시 풀어주어야 합니다.

1) 발목 위 바깥쪽 근육 풀기

환자가 편하게 눕거나 앉도록 합니다. 치료 도우미는 한 손으로 환자의 아픈 쪽 발목을 잡고, 다른 손에 쥔 풀러 도구의 약간 뾰족한 부분으로 환자의 아픈 쪽 다리 바깥쪽 복숭아뼈와 무릎 사이에 있는 근육을 상하좌우로 여기저기 눌러보아서, 아픈 지점마다 지그시 누르면서 살살 잘 풀어줍니다.

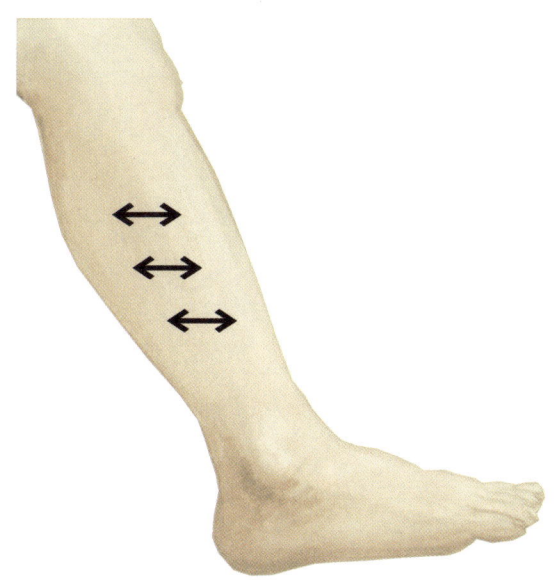

그림 8-1 **발목 위 바깥쪽 근육 풀기**

이때 너무 강하게 누르거나, 갑자기 압력을 세게 가해서 환자가 아프다고 소리치게 해서는 절대로 안 됩니다. 약간의 통증을 느낄 정도로 (최대 통증 정도를 10이라고 했을 때 2-3 정도) 적당히 누르고, 한곳에 대략 10초 정도 마사지한다는 느낌으로 가볍게 살살 문질러 주어야 합니다. 문지르는 폭은 2~3cm 정도가 적당합니다. 그리고 유난히 아프다고 호소하는 부위가 있는데, 그런 곳은 여러 번 더 문질러서 잘 풀어주어야 합니다.

2) 발목 위 안쪽 근육 풀기

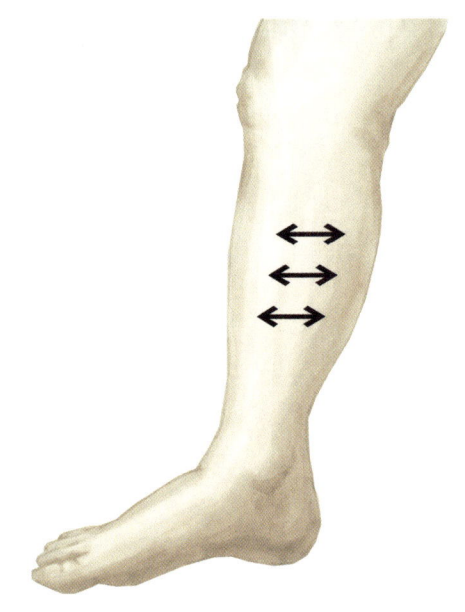

그림 8-2 **발목 위 안쪽 근육 풀기**

한 손으로는 환자의 아픈 쪽 발목을 잡고, 다른 손에 쥔 풀러 도구의 약간 뾰족한 부분으로 환자의 아픈 쪽 다리 안쪽 복숭아뼈와 무릎 사이에 있는 근육을 상하좌우로 여기저기 눌러보아서, 아픈 지점마다 지그시 누르면서 살살 잘 풀어줍니다.

복숭아뼈와 무릎 사이의 바깥쪽과 안쪽의 근육을 풀어준 후에는 한 손으로 환자의 아픈 쪽 발목을 잡고, 다른 손에 쥔 풀러 도구의 약간 뾰족한 부분으로 환자의 아픈 쪽 다리의 오금 부위와 종아리 부위에 있는 근육을 상하좌우로 여기저기 눌러보아서, 아픈 지점마다 지그시 누르면서 살살 잘 풀어줍니다. (2장 그림 2-25 참조)

두 번째 단계 - 발목 및 발바닥, 발가락 관절 주위 풀기

이렇게 발목 위쪽의 근육을 충분히 풀어준 다음에는, 본격적으로 발목관절 및 발바닥, 발가락 관절 주위에 있는 근육들을 차례차례 잘 풀어줍니다.

3) 발목관절 풀기

치료 도우미는 한 손으로는 환자의 발목 위를 잡고, 다른 손으

발목
관절
통증

로 풀러 도구의 약간 뾰족한 부분을 가지고, 환자의 아픈 쪽 발목 복숭아뼈 주위를 빙 둘러 가면서 앞뒤로 차례차례 눌러보아서, 아픈 지점마다 지그시 누르면서 살살 잘 풀어줍니다. 이렇게 안쪽 복숭아뼈 주위와 바깥쪽 복숭아뼈 주위를 다 풀어줍니다.

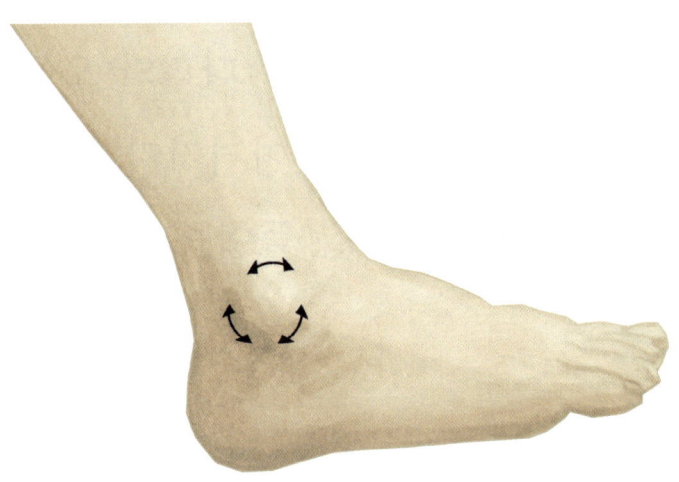

그림 8-3 **바깥 복숭아뼈 주위 풀기**

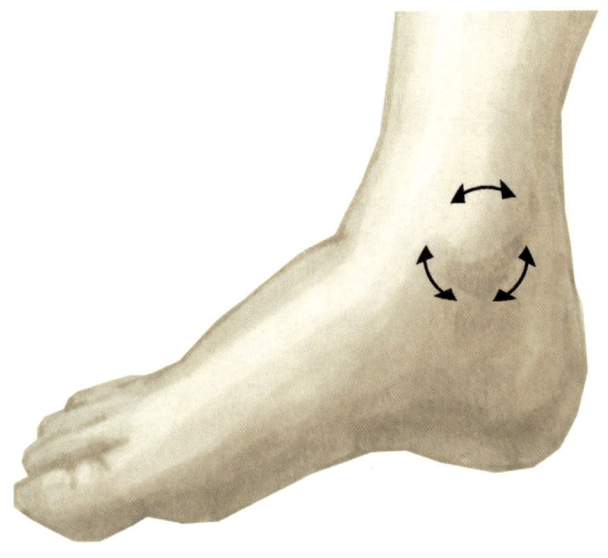

그림 8-4 **안쪽 복숭아뼈 주위 풀기**

이때 크게 부어있거나 불룩하게 튀어나와 있는 부분은 지그시 자주 눌러주어야 합니다. 갑자기 발목을 삐끗한 경우에는 냉찜질하고, 압박붕대를 해주는 것이 좋습니다. 그리고 발목 앞면과, 뒤꿈치뼈 주위를 안팎으로 눌러보아서, 아픈 지점마다 지그시 누르면서 살살 잘 풀어줍니다. 발목이 많이 부으면 발을 높게 해서 붓는 것을 방지하고, 만일 통증이 심해서 발 디디기가 어려울 정도라면 즉시 병원에 가보아야 합니다.

4) 엄지발가락 뒤 쏙 들어간 부분 풀기

'엄지 발가락(무지)이 바깥쪽으로 휘어져 관절 부위가 혹처럼 튀어나온 상태를 말하는' 무지외반증을 치료하기 위해서는 먼저 발목을 앞에서와 같이 치료해야 합니다.

그런 다음에, 치료 도우미는 한 손으로는 환자의 아픈 쪽 발을 안정되게 잡고, 다른 손으로는 풀러 도구의 약간 뽀족한 부분으로, 환자의 아픈 쪽 발의 크게 튀어나온 엄지발가락 관절 뒤에 쏙 들어간 부위에서부터 복숭아뼈 부위까지 차례차례 지그시 누르면서 살살 잘 풀어줍니다.

무지 외반증

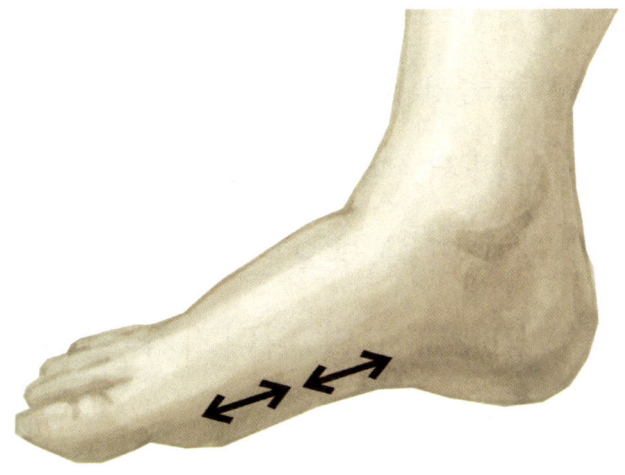

그림 8-5 **엄지발가락 뒤 쏙 들어간 부분 풀기**

5) 발등 사이와 발가락 사이 골 풀기

발등에 있는 발가락뼈 사이의 고랑 네 곳을 차례차례 지그시 누르면서 살살 잘 풀어줍니다. 무지외반증이 있는 분들은 이때 무척 심한 통증을 호소합니다.

이렇게 발등을 치료한 다음에는, 발가락과 발등 사이에 있는 갈라진 틈 네 곳과, 새끼발가락 관절 뒤에 쏙 들어간 곳을 차례차례 지그시 누르면서 살살 잘 풀어줍니다.

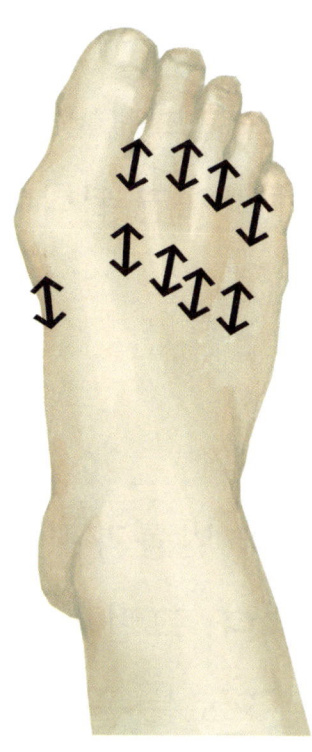

그림 8-6 **발등 사이와 발가락 사이 골 풀기**

무지외반증이 생겼다는 것은 곧 족궁(아치: 발바닥의 움푹 들어간 부분)이 무너졌다는 것을 의미합니다. 족궁은 수많은 부위가 긴밀하게 결합하여, 적절하게 내리고 올리고 하면서 몸이 원하는 방향으로 움직입니다. 그런데 노화 등으로 인해서 어느 한 곳에 이상이 생기면, 발은 균형을 잃고 다른 부위에도 연쇄적으로 나쁜 영향을 미쳐서, 결국 족궁이 무너지고 무지외반증이 잘 생기게 됩니다.

족궁을 튼튼하게 하기 위해서는 위에서 설명한 내용을 꾸준히 시행함과 함께, 운동을 통해 발바닥과 발가락 관절 주위에 있는 근육들을 잘 단련해야 합니다. 운동법은 요즘 유튜브에 많이 올라와 있으니까, 적당한 방법을 선택해서 꾸준히 하시면 됩니다.

6) 발바닥 풀기

족저근막염을 치료하기 위해서도 먼저 발목과 발등과 발가락 사이를 위에서 설명한 것과 같이 치료해야 합니다. 그런 뒤에 한 손으로 환자의 아픈 쪽 발목 위를 잡고, 다른 손으로는 풀러 도구의 약간 뾰족한 부분으로, 환자의 아픈 쪽 발바닥과 살 안쪽과의 경계선을 따라서 차례차례 지그시 누르면서 살살 잘 풀어줍니다.

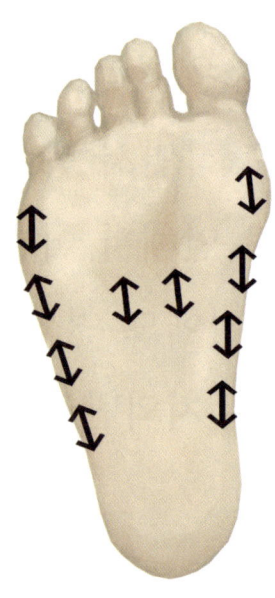

그림 8-7 **발바닥 풀기**

그 후, 발바닥 전체를 차례차례 눌러보아서, 아픈 곳을 위주로 지그시 누르면서 살살 잘 풀어줍니다. 발바닥에는 두툼한 지방이 있어서 일종의 쿠션 역할을 하는데, 노화로 지방 두께가 줄어들면 통증이 잘 발생합니다. 따라서 평소에 발바닥 마사지를 자주 해주는 것이 좋습니다. 또한 족저근막염이 있는 분은 무리한 활동을 절대 삼가야 하고, 특히 잠을 충분히 자야 합니다. 그렇지 않으면 회복이 잘 안됩니다.

족저근막염을 예방하기 위해서는 발의 균형을 유지하는 것이 매우 중요합니다. 균형을 유지하기 위해서는 무릎과 발목 등 다리 관절을 둘러싸고 있는 근육과 힘줄을 단련하는 것이 필수적입니다. 특히 종아리와 발뒤꿈치를 잇는 아킬레스건이 딱딱하게 굳지 않고 유연할 수 있도록 운동과 스트레칭을 꾸준히 하는 것이 무엇보다도 중요합니다. 아킬레스건이 굳어있으면 당연히 족저근막염이 잘 생길 수 있습니다.

세 번째 단계 - 배 부위 풀기

발목과 발바닥, 그리고 발가락 관절을 치료하기 위해서도 과식이나 폭식 등 먹는 것을 조심하고, 배에 있는 근육을 잘 풀어주는 것이 중요합니다. 배에 있는 근육들의 과도한 긴장과 수축은 모든 근육과 뼈와 관절의 긴장을 유발하고, 특히 발의 근육에도 많은 영향을 미치기 때문입니다. 배의 근육을 푸는 방법은 앞에서 자세하게 소개를 했으니까, **제2장 허리 통증 치료**를 참조하세요.

3. 발 건강 관리

발은 신체의 어떤 부위보다도 쉽게 피로가 오고, 또 고장 나기도 쉽고, 노화도 빨리 진행됩니다. 오랜 시간 동안 온몸의 체중을 지탱해야만 하는 데다, 걸을 때마다 체중의 2~3배 이상에 달하는 과도한 무게를 받는 곳이기 때문입니다. 더군다나 발에 맞지 않는 신발이나 하이힐 같은 것을 신으면, 발이 받는 부담은 훨씬 더 커집니다. 그래서 인체의 노화는 발에서부터 시작된다는 말도 있습니다.

발목 주변에는 근육과 인대가 우리 생각보다 훨씬 더 복잡하고 정교하게 짜여 있습니다. 발이 아픈 데도 여러 가지 원인과 증상이 있습니다. 그리고 발목관절과 발바닥과 발가락 관절이 아플 때도 먼저 관절 주변의 근육을 잘 풀어주는 것이 중요합니다. 근육이 뭉치거나 경직되어서 관절을 당기게 되면 관절이 틀어지고, 이런 상태가 오래 지속되면 결국 붓고 아프고 염증이 생겨서, 여러 가지 질환이 잘 발생하기 때문입니다.

발 건강관리의 3대 원칙은 다음과 같습니다.

- 허리와 무릎관절을 튼튼하게 해서 발목에 무리가 가지 않게 하기
- 종아리 운동과 발목 운동을 열심히 해서 발목의 유연성을 키우기
- 발가락 운동과 발바닥 관리를 잘해서 족궁이 무너지지 않게 하기

발과 함께 종아리도 관리해주어야 합니다. 종아리는 하체까지 내려온 피를 다시 심장으로 펌프질해 올리는 기능이 있어 '제2의 심장'이라 불립니다. 그래서 종아리를 튼튼하게 하는 것은 몸 전체의 건강을 위해 중요합니다.

종아리 운동은 발뒤꿈치를 올렸다가 내렸다가 반복하는 운동이 대표적입니다. 발의 방향을 나란히 앞을 향하는 '11' 자, 바깥쪽으로 벌리는 'V' 자, 안쪽으로 굽히는 'Λ' 자 방식이 있습니다. 11자가 기본이지만 세부적으로 바깥 근육, 안쪽 근육을 단련할 때 V자, Λ자로 바꿔 운동할 수 있습니다. 여러 번 반

복해야 효과가 있습니다. 바닥으로 내려올 때는 발바닥이 바닥에 완전히 닿지 않는 것이 좋습니다.

발가락 운동 방법은 여러 가지가 있습니다. 기본 원리는 발가락을 자주 움직여야 한다는 것입니다. 가장 일상에서 쉽게 해볼 수 있는 방법은 걸을 때 발가락으로 튕기는 것입니다. 발뒤꿈치로 먼저 디딘 후, 발바닥을 대고 앞으로 나아가려 할 때, 발가락에 힘을 주어 튕기는 것입니다. 그 외에 발가락 가위바위보 하기, 발가락에 스펀지 끼우고 힘을 주어 오무리기 등이 있습니다.

4. 치료 사례

몇 달 동안 고생한 족저근막염 치료 사례

박OO 씨는 건설 현장에서 오랫동안 일해 온 60대 중반의 남성입니다. 한눈에 봐도 그동안 몸을 많이 사용해서 힘들게 살아왔음을 알 수 있는 그런 전형적인 건설노동자의 모습이었습니다. 직책상 그는 요즘 현장에서 거의 하루 종일 서 있거나 걷는 게 일이라고 했습니다. 그만큼 다리와 발에 과부하가 걸릴 것임은 불을 보듯 뻔했습니다.

아니나 다를까, 건강 하나만큼은 자신했던 그는 서너 달 전부터 왼쪽 발바닥이 아파 근처에 있는 정형외과를 다녔다고 했습니다. 병원에서의 진단명은 족저근막염으로, 그동안 발을 너무 많이 사용해서 병이 생긴 것이니 무리하지 말고 휴식 시간을 늘려가면서 꾸준히 치료하라는 얘기를 들었다고 했습니다.

박 씨는 의사의 지시대로 일하는 시간도 적당히 줄이고, 술 담

배도 조금 절제하면서 병원 치료를 열심히 받았다고 했습니다. 하지만 몇 달을 치료했음에도 불구하고 발바닥 통증은 좀체 나아질 기미가 보이지 않았습니다. 오히려 증상이 조금씩 심해지는 것 같았습니다. 겁이 덜컥 난 그는 회사에 몇 달간 휴직계를 내고 큰 병원에 가서 입원 치료를 받으려고 결심했다고 합니다.

그러던 차에 지인의 소개로 저를 찾아왔습니다. 그간의 경과와 현재의 증상에 대해 자세히 들었습니다. 박 씨의 아픈 발바닥 안쪽에 있는 복숭아뼈 위를 따라 올라가면서 근육을 차근차근 눌러 보았습니다. 그렇게 다리 앞쪽 정강뼈 아래를 눌러 올라가며 반응을 살피노라니, 마침내 한 곳에서 박 씨가 크게 비명을 지르는 것이었습니다.

아하! 이곳이 바로 족저근막염의 원인이로구나! 하고 판단한 저는 풀러 도구를 가지고 그곳을 10초씩 서너 차례 잘 풀어주었습니다. 그리고 나서 걸어보라고 하자, 박 씨는 자리에서 일어나 앞으로 열 걸음 정도 걸어갔다가 되돌아오더니, "아니, 통증이 전혀 없네!" 하면서 손뼉을 치며 신기해하는 것이었습니다. 그러면서도 잘 믿기지 않는 듯 연신 고개를 갸웃거렸습니다. 너무 쉽고 간단하게 통증이 사라져서 어리둥절한 모양이었습니다.

어쨌거나 이렇게 잠시 증상이 호전되긴 했지만, 한 번 시술로 치료가 다 된 것은 절대 아니었습니다. 아무리 뛰어난 치료법이라 해도 고질병을 한 번에 고치기는 힘든 일이니까요. 그래서 박 씨에게 "내일이면 다시 아플 것이니까, 집에 가서 매일 시간이 날 때마다 꾸준히, 다 나을 때까지 풀어보라"고 방법을 자세히 알려주었습니다.

그 후 한 달 정도 지나서 물어보니, 덕분에 거의 다 나았다고 좋아합니다. 조만간 감사의 술 한 잔 거하게 사겠노라고 이야기합니다.

9장 머리 통증 치료

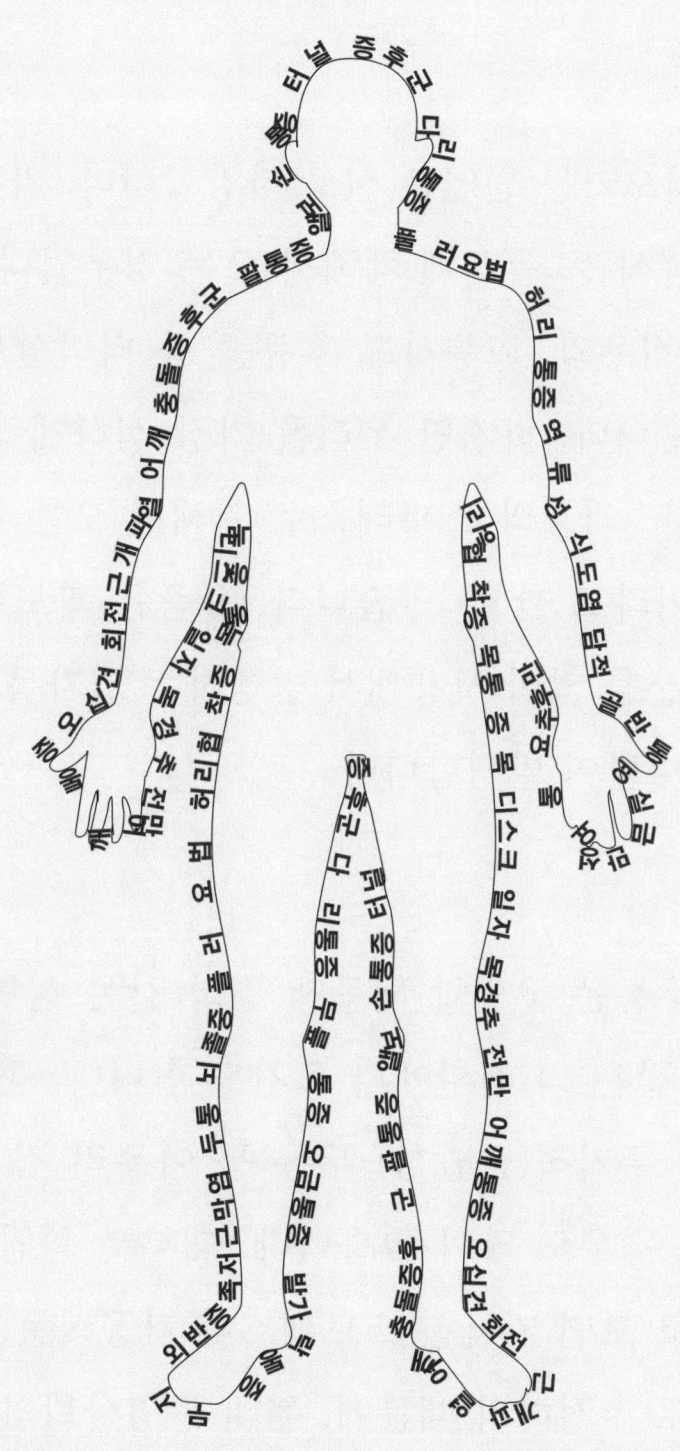

1. 머리가 아플 때

**편두통
만성두통**

두통을 일으키는 원인은 실로 다양합니다. 가장 흔한 것으로는 과식이나 폭식 등 음식에 체해서 오는 경우입니다. 또한 감기 몸살로 인한 경우와, 교통사고 후유증 등 타박상으로 인한 경우도 드물지 않습니다. 하지만 우리를 가장 심하게 괴롭히는 것은 뭐니 뭐니 해도 과로와 스트레스로 인해서 오는 긴장성 두통과 신경성 두통이라고 할 수 있습니다. 요즘은 과도한 컴퓨터 작업이나 스마트 폰을 많이 사용해서 발생하는 일자목과 거북목에 의해서도 두통이 많이 발생합니다.

그리고 두통은 고혈압 뇌동맥 경화 같은 심혈관 질환이나, 뇌염 뇌종양 같은 뇌 질환에서 오기도 합니다. 하지만 편두통이나 만성 두통, 주기적(군발성) 두통 등 아무리 검사를 해도 원인을 알 수 없는 경우도 많이 있습니다. 대부분 원인을 알 수 없는 두통도 따지고 보면 지나친 스트레스나 가공식품, 환경오염 등에서 오는 것으로 추정하기 때문에, 현대 문명사회의 필연적인 결과라고 할 수 있습니다.

현대인들은 무한 경쟁, 황금만능주의로 스트레스를 안고 살아갑니다. 집안에서도, 학교에서도, 직장에서도 불안과 걱정이 끊일 새가 없습니다. 또 미세먼지와 미세플라스틱을 비롯한 각종 환경오염 물질은 우리의 두뇌건강을 끊임없이 위협하고 있습니다. 이런 세상에 살면서, 머리가 아프지 않다면 그게 오히려 이상할 지경입니다. 머리가 아프면 MRI, CT 등의 검사를 하게 되는데, 검사 결과 이상이 없다고 해도 머리 통증이 계속될 수 있습니다. 이럴 때는 집에서 간단하게 해볼 수 있는 **근육 풀러 요법을** 진통제를 먹기 전에 해보기를 권합니다.

2. 단계별 치료법

머리 통증 풀러 동영상 보기

기억 떨어짐

갑자기 두통이 발생했을 때, 누구나 집에서 간단한 도구를 이용해서 치료에 큰 도움이 될 방법을 알려드립니다. **근육 풀러 요법**에 입각한 이 치료법은 평소에 특별한 이유도 없이 머리가 자주 아프거나 만성 편두통, 삼차신경통, 이명 난청 등으로 고생하는 때도 많은 도움이 됩니다.

특히 나이가 들면서 자주 깜빡깜빡하는 기억력이 줄어든다든가, 특별한 원인 없이 되풀이되는 어지럼증, 그리고 중풍(뇌졸중)과 치매의 예방에도 효과가 있으니까 많이 응용해 보시길 바랍니다. 단, 꾸준히 시행해야 효과를 볼 수 있으며, 증상이 심할 때는 꼭 병원 치료와 병행하셔야 합니다.

첫 번째 단계 - 목 및 목 주위 풀기

두통을 치료하기 전에, 먼저 두통에 큰 영향을 미치는 목뼈(경추) 양쪽에 있는 근육들과 목 주변에 있는 근육들을 차례차례 눌러서 잘 풀어주어야 합니다. 특히 핵심이라고 할 수 있는 흉쇄유돌근을 잘 풀어주어야 합니다. 목 및 목 주위 근육을 푸는 방법은 앞에서 자세히 소개를 했으니, 2장을 참조하세요.

두 번째 단계 - 머리 전체 풀기

이렇게 목과 목 주변에 있는 근육들을 차례차례 잘 풀어주기만 해도, 대부분 머리가 훨씬 가벼워지고, 통증도 많이 줄어든 것을 느낄 수 있습니다. 하지만 근본적인 치료를 하기 위해서는, 무엇보다도 아파서 힘들어하고 있는 머리 부분을 직접 잘 다스려 주어야 합니다.

1) 앞머리 풀기

먼저 앞머리입니다. 통증이 있는 사람을 의자에 편하게 앉도록 합니다. 치료 도우미는 환자의 정면 가까이에 서서 한 손으로는 환자의 머리 뒷부분을 안정되게 잡고, 다른 손으로는 풀러 도구의 타원형 날이 있는 부분을 가지고 환자의 머리 앞쪽을 삼등분해서 문질러줍니다. 만일 치료 도우미가 없을 때는, 혼자서 그림을 보고 따라 해도 됩니다.

우선 그림에 표시된 것과 같이, 앞머리 중앙에 있는 A선을 따라서 위아래로 5cm 정도 되는 라인을, 지그시 누른 뒤 10여 차례 천천히 왕복달리기하듯 잘 문질러줍니다. 그런 뒤, 좌우에 있는 B선과 C선도 똑같은 방법으로 차례차례 잘 문질러 줍니다.

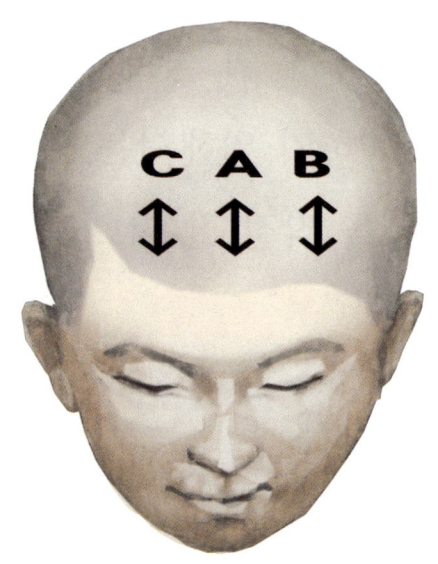

그림 9-1 **앞머리 풀기**

2) 옆머리 풀기

옆머리입니다. 시술자는 한 손으로는 환자의 머리를 안정되게 잡고, 다른 손으로는 풀러 도구의 타원형 날이 있는 부분을 가지고, 환자의 머리 옆쪽을 풀어줍니다.

아래 그림에 표시된 것과 같이 왼쪽 옆머리 중간을 가로지르는 D선을 따라서 좌우로 5cm 정도 되는 라인을, 지그시 누른 뒤 10여 차례 천천히 왕복달리기하듯 잘 문질러줍니다. 그런 뒤에 오른쪽에 있는 E선도 똑같은 방법으로 잘 문질러 줍니다. 좌우 순서는 바뀌어도 상관없습니다.

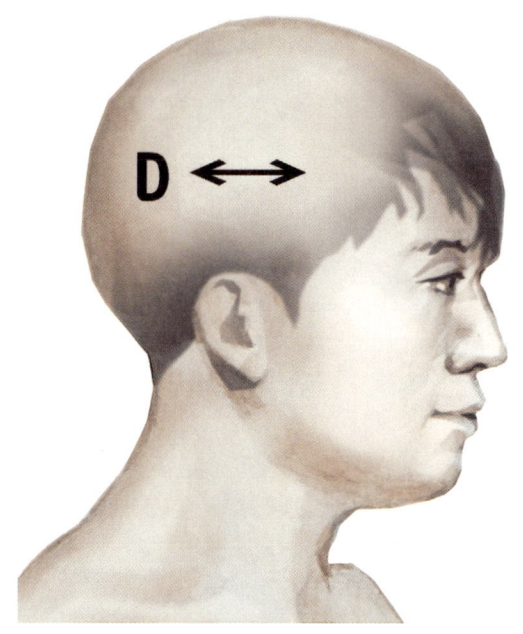 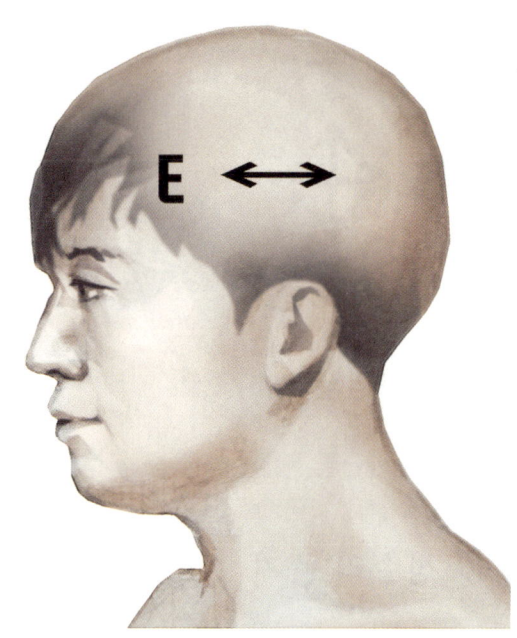

그림 9-2 **옆머리 풀기**

3) 정수리 풀기

정수리입니다. 치료 도우미는 한 손으로는 환자의 머리를 안정되게 잡고, 다른 손으로는 풀러 도구의 타원형의 날이 있는 부분을 가지고, 환자의 정수리 부위를 중심으로 해서 십자로 문질러줍니다.

먼저 그림에 표시된 것과 같이, F선을 따라서 5cm 정도 되는 라인을, 지그시 누른 뒤 앞뒤로 10여 차례 천천히 왕복달리기하듯 잘 문질러줍니다. 그런 뒤에 G선을 따라서 좌우로 똑같이 잘 문질러 줍니다.

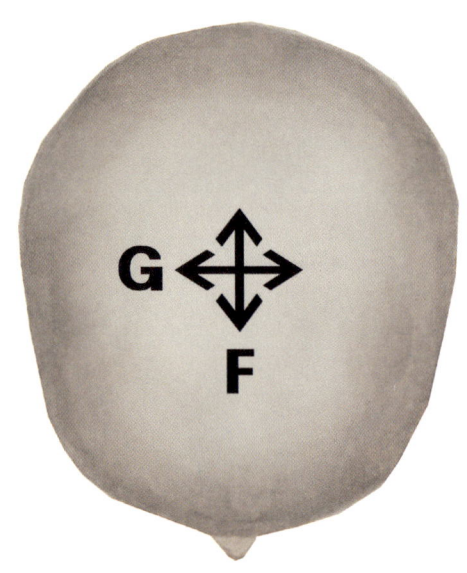

그림 9-3 **정수리 풀기**

4) 뒷머리 풀기

다음에는 뒷머리입니다. 다음 그림에 표시된 것과 같이, 뒷머리 중앙에 있는 H선을 따라서 5cm 정도 되는 라인을, 지그시 누른 뒤 위아래로 10여 차례 천천히 왕복달리기하듯 잘 문질러줍니다. 그런 뒤에 좌우에 있는 I선과 J선도 똑같은 방법으로 차례차례 잘 문질러 줍니다.

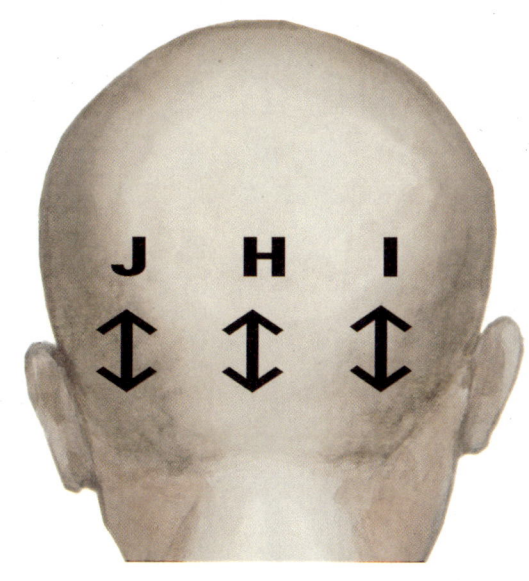

그림 9-4 **뒷머리 풀기**

5) 관자놀이 풀기

마지막으로 관자놀이입니다. 치료 도우미는 환자의 앞에 서서, 한 손으로는 환자의 한쪽 옆머리를 안정되게 잡고, 다른 손으로는 풀러 도구의 약간 뾰족한 부분을 가지고, 다른 쪽 머리의 관자놀이 부분에 가로로 대고, 지그시 누른 다음에 좌우로 가볍게 문지르면서 잘 풀어줍니다. 대략 10초 정도 마사지한다는 느낌으로 가볍게 살살 문질러 주되, 문지르는 폭은 2~3cm 정도가 적당합니다. 그런 뒤에, 반대편 관자놀이를 같은 방법으로 잘 풀어줍니다.

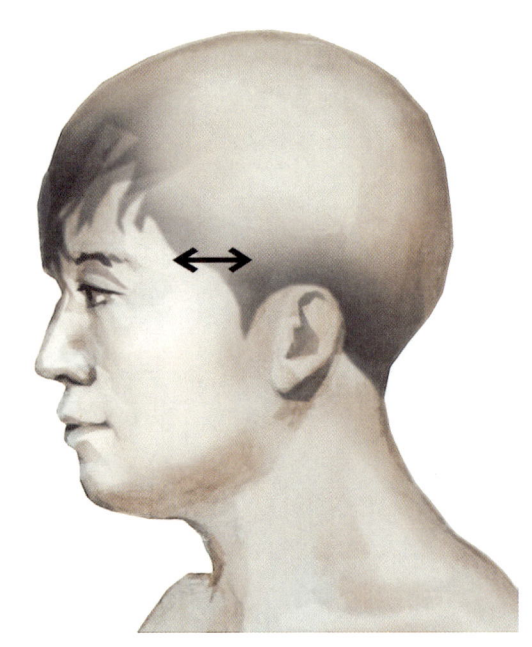

그림 9-5 **관자놀이 풀기**

편두통이 발병하면, 환자 대부분은 한쪽 관자놀이 부위가 몹시 아프다고 호소합니다. 구역질이 나는 경우도 있습니다. 두통이나타나기 몇 시간 전부터 피로와 무력감, 집중력 감퇴, 갈증이나 식욕 부진 같은 전조 증상이 있기도 합니다. 편두통의 원인은 아직 정확하게 밝혀진 것이 없습니다. 간혹 목 디스크나 턱관절 질환에서 오는 경우도 있습니다. 따라서 정확한 진단이 필요합니다.

평소에 편두통이 자주 발병하는 분들은 머리 전체를 자주 풀어준 뒤에, 양쪽 관자놀이 부위를 특별히 신경 써서 자주 풀어주어야 합니다. 물론 배 풀기도 열심히 해주어야 합니다. 이렇게 꾸준히 실천하다보면, 없어지지 않을 것 같은 편두통이 약해질 때가 올 수 있을 것입니다.

세 번째 단계 - 배 부위 풀기

두통을 예방하고 또 근본적으로 치료하기 위해서는 무엇보다도 과음이나 과식, 폭식, 밀가루 음식, 인스턴트식품 등을 조심하고, 배 근육을 잘 풀어주어야 합니다. 대부분의 두통은 위장과 밀접한 연관이 있습니다. 가스와 노폐물 등으로 인한 복강 내의 지나친 복압과 독소는 뇌신경을 자극해서, 두통에 많은 영향을 미치기 때문입니다. 배 근육을 푸는 방법은 앞에서 자세하게 소개를 했으니까, 2장을 참조하세요.

3. 두통 관리 방법

이럴 때는 바로 응급실로

다음과 같은 증상들이 나타날 때는 아주 위급한 상황이므로 지체하지 말고 신속하게 대처해야 합니다. 단순한 두통이나 편두통이 아니라, 뇌출혈이나 뇌경색 등이 의심되는 심각한 상황이기 때문에, 처음부터 바로 큰 병원으로 옮겨서 전문적인 치료를 받도록 해야 합니다. 그렇지 않으면 커다란 문제가 생길 수 있습니다.

- 지금껏 경험해 보지 못한 극심한 두통이 엄습할 때
- 말이 어눌해지고 눈이 침침하고 구토 증상이 올 때
- 팔이나 다리에 힘이 빠지면서 경련도 생기고 어지러울 때
- 고열이나 오한 발열을 동반하면서 감각 이상이 올 때
- 평소의 만성 두통이나 편두통이 더욱 심하게 되풀이될 때

중풍(뇌졸증)과 치매 예방법

중풍과 치매가 얼마나 무서운 병인가는 새삼스럽게 말씀드리지 않아도 너무나 잘 아실 것입니다. 그리고 중풍과 치매의 원인은 각각 다르지만, 결국 뇌세포가 변질되거나 파괴되서 생기는 병이라는 점에서 유사한 측면이 많습니다. 아직까지는 뇌 속을 직접 자극해서 치료할 방법이 없지만, 바깥에 있는 머리뼈를 꾸준히 자극해서 뇌세포를 활성화시키고 증상을 개선할 여지는 충분히 있습니다.

중풍과 치매는 무엇보다도 예방이 중요합니다. 그러기 위해서는 여러 가지 건강법을 실천함과 동시에, 위에서 설명한 두통 치료법을 열심히 시행하는 것이 매우 중요합니다. 그리고 무엇보다도 피가 맑고 깨끗해야 합니다. 피가 깨끗해야 뇌 속의 모세혈관도 순환이 잘되고, 불순물도 생기지 않아서 뇌가 건강해지기 때문입니다. 피를 맑고 깨끗하게 하는 식품은 많이 있지만, 그중에서도 올리브 오일이 단연 유명합니다. 올리브 오일에는 노화를 방지하는 항산화 성분이 풍부하게 들어있고, 각종 염증을 억제하고 암을 예방하는 성분도 많이 들어있습니다.

하지만, 샐러드를 즐겨 먹지 않는 우리나라 사람들은 올리브 오일을 먹기가 쉽지 않습니다. 한 가지 좋은 방법을 알려드리겠습니다.

품질이 좋은 올리브 오일을 구한 뒤, 식사할 때마다 밥공기에 있는 따뜻한 밥 위에(찬밥도 물론 무방합니다.) 올리브 오일을 한 숟갈씩 부어서 먹기를 권합니다. 이렇게 하면 밥맛도 아주 고소해지고, 올리브 오일도 거부감 없이 잘 먹을 수 있습니다. 밥과 올리브 오일은 여러 가지로 궁합이 잘 맞습니다. 꾸준히 드시면, 밥맛도 좋아질 뿐만 아니라 여러 성인병을 예방하는 일거양득의 효과가 있을 것입니다.

4. 치료 사례

오래된 이명이 호전된 사례

2024년 겨울에 몇몇 친구들과 함께 베트남 여행을 다녀왔습니다. 오래된 친구들과의 해외 나들이라 더욱 즐겁고 행복했습니다. 여행에 무슨 특별한 이유가 있을까만은, 그래도 굳이 이름을 붙이자면, 칠순을 앞두고 지금껏 숱한 시련에도 그런대로 무탈하게 살아온 데 대한 자축과 함께, 앞으로도 건강하고 활기차게 살기를 다짐하는 그런 여행이었습니다.

예전에 여행하면서도 느꼈지만, 베트남은 한국인이 가장 선호하는 여행지라는 걸 실감할 수 있었습니다. 하루에 한국인 관광객을 태운 비행기가 20여 대 이상 들어온다는 나트랑은 어딜 가나 한국인 천지였습니다. 거센 파도가 일렁이는 나트랑 해변을 거닐자니, 근현대사를 통과하며 이곳 사람들이 겪었을 엄청난 고통과 아픔에 잠시나마 마음이 숙연해졌습니다.

저와 같은 방을 쓰게 된 친구는 서울의 유명 사립 고등학교에서 오랫동안 국어 교사로 근무하다가, 은퇴한 뒤로는 시골 고향 마을에 멋진 전원주택을 짓고 유유자적하게 사는 친구였습니다. 남부러울 것 하나 없는 이 친구에게도 남모를 고민이 하나 있었으니, 바로 오래전부터 괴롭히고 있는 이명이었습니다.

아무 원인도 없이 양쪽 귀에서 소리가 들리는 것 때문에, 친구는 무척이나 힘들어하고 있었습니다. 이제는 만성이 되어서 자포자기 상태라 해도 과언이 아니었습니다. 사실 이명의 고통은 겪어보지 않은 사람은 절대 알 수 없을 만큼 심각합니다. 그리고 아직까지 뚜렷한 약이나 치료법도 없어서 막막하기만 합니다. 친구도 저한테 몇 번 치료를 받았지만, 전혀 효과가 없었습니다.

"잘 됐다. 이번 여행 기간에 이명에 대해서 집중 치료를 받아 봐."

저는 마침 풀러 요법을 써먹을 좋은 기회라고 생각해서 친구를 설득했습니다.

"전에 그렇게 치료받아 봐도 별 효과가 없었는데 풀러로 치료가 될까?"

친구는 미심쩍은 눈길로 저를 바라보았습니다. 그냥 맘 편히 관광이나 하고 싶어 하는 눈치였습니다.

"이번에는 침을 놓지 않고, 머리와 귀 주변에 마사지처럼 자극만 줄 거야."

"……?"

"풀러 요법이라고, 이번에 내가 새로 고안한 방법인데, 침처럼 아프지 않으면서 신경을 훨씬 더 효과적으로 자극하는 치료법이야. 이명에는 어쩌면 이게 더 효과적일지도 몰라. 밑져야 본전이니까, 한번 해보자고!"

저는 친구를 설득한 뒤, 휴대하고 있던 풀러 도구를 꺼내서 일단 머리 부위부터 차근차근 풀어주었습니다. 그리고는 양쪽 귀 주변을 돌아가면서 잘 풀어주었습니다. 그렇게 아침저녁으로 열심히 풀러 요법을 시행했습니다.

"어라? 이상하다. 이명 소리가 좀 줄었는데?"

이튿날 친구가 신기해하며 소리쳤습니다.

"그래? 잘 되었다. 친구야. 효과가 있는 것 같으니까 계속 해

보자."

신이 나서 더 열심히 머리를 풀어주었습니다.
"야, 좀 살살 해! 이게 침보다 더 아프다~ 야!"
친구는 엄살을 피우면서도 잘 받아주었습니다.
그렇게 5일 동안 아침저녁으로 풀러 요법을 받은 결과, 친구는 양쪽 귀에서 소리가 거의 안 들릴 정도로 호전이 되었습니다. 귀국할 때는 소리가 전혀 안 난다고 무척이나 좋아했습니다.

"지금 다 나은 것이 절대 아니야. 일시적으로 호전된 거라서, 집에 가면 소리가 다시 날 거야. 그러니까, 계속 풀러 요법을 열심히 시행해야 해. 안 그러면 영원히 치료 안 돼!"
저는 친구에게 단단히 쐐기를 박았습니다.

이명은 절대로 쉽게 치료되거나 호전되지 않습니다. 현재 나는 이명 소리 크기가 절반으로만 줄어들어도 그 고통을 아는 사람들은 만족합니다. 그렇게 어렵고 까다로운 질환입니다. 친구가 그 고질적인 고통에서 벗어났다니 다른 분에게도 권할 자신감이 생겼습니다.

맺는말

"선생님, 정말 신기해요! 제가 한쪽 팔에 테니스엘보가 생겨서 한참 고생했잖아요? 근데 가르쳐주신 대로 따라 해 봤더니, 정말로 많이 나았어요."

"다행이네요. 그동안 병원 치료도 많이 해봤지요?"

"그럼요! 치료를 잘한다고 소문난 정형외과와 한의원을 많이 다녔지요. 하지만 다닐 때만 잠시 효과가 있고, 조금 지나면 영락없이 재발하더라고요."

"그런데 근육 풀러 요법을 함께 하니 어떻던가요?"

"정말로 많이 좋아졌어요."

"처음에는 반신반의했지요?"

"네! 유명한 정형외과나 한의원에서도 치료가 잘 안됐는데, 설마 이렇게 쉽게 나을까 했지요, 호호!"

"다들 그렇게 말해요."

"하지만 이제는 근육 풀러 요법의 효과를 확실하게 믿게 됐어요. 제 남편도 운동을 무리하게 한 뒤 무릎이 아파서 한동안 고생을 했는데, 가르쳐주신 대로 열심히 따라 했더니, 몇 번 안 해서 통증이 사라졌다고 아주 좋아해요."

"허허, 이러다가 근육 풀러 요법 전도사가 되겠네요."

"이미 전도사가 다 됐어요, 호호호!"

위의 내용은 최근에 어느 40대 후반 여성분과 나눈 대화입니다. 어느 날 동호인 모임에 갔더니, 테니스엘보 때문에 몹시 아프다면서 호소하길래, 근육 풀러 요법을 자세히 설명하고, 마침 가지고 있던 풀러 도구를 선물한 적이 있었습니다. 그 후 전화로 물어보니, 팔이 거의 다 나았다면서 너무나 좋아하는 것이었습니다.

비단 그 여성과 남편 분뿐만 아니라, 주위의 많은 사람들도 저한테 '근육 풀러 요법'을 배운 뒤, 그대로 따라 해서 큰 효과를 보았다고 이구동성으로 말하고 있습니다. 이런 사실들로 미루어 볼 때, 독자 여러분도 틀림없이 좋은 결과가 있을 것이라고 확신합니다. 누구나 집에서 쉽게 시행할 수 있는 요법이니까요. 문제는 얼마나 열심히 그리고 정확하게 따라 하느냐 하는 점일 것입니다.

독자 여러분의 건강과 건승을 빕니다!

감사합니다.

254 근육 풀어